いのちが喜ぶ生き方

東京大学医学部教授
矢作直樹

青春出版社

はじめに

今、この瞬間を生きるということ

医療現場に長年、籍を置いている者として感じることがあります。それは私たち医師には普通であっても、一般的には解釈が揺れる言葉が結構あるということです。言葉の解釈は一様ではありません。それはこういう意味ですよと説明しても、受け手によりさまざまです。

本書の題名にある「いのち」もそうだと思います。

ここでは、「魂・心・体の調和した本来の自分」という意味で「いのち」という言葉を使わせていただきます。

正直に言えば、言葉の正確な共通の理解は難しいように思います。受け取る側の解釈次第でどうにでも変化しますから、私自身は決してこだわらず、場の状況に応じて説明をします。言葉の意味そのものが重要なのではなく、自分が伝達すべき相手に自分が発したメッセージがちゃんと届けばそれでいいと思います。

そこでのイメージは人の数だけあるでしょう。自分が感じる「いのち」は十人十色だからです。多義的な解釈があっていいものを、わざわざ一義的で紋切り型の解釈をする必要はないのだと感じます。

いつも思うのですが、何に対しても「こうでないといけない」という執着は要りません。「べき論」が一番良くないと思います。先入観や固定観念にとらわれず、その時々で考えることも大事ではないでしょうか。

これが古神道で言う「中今《なかいま》」です。

中今は「今この瞬間こそ生きることのすべて」という意味です。今を大事にしないでいつを大事にするのか。人生のキーワードはいつも中今であり、今しかありません。「今」に感謝して「今」を楽しみましょう。

意識をすると現実が動き始めます。本書ではそれをさまざまな視点で考えてみたいと思います。最後までどうかお付き合いください。

矢作直樹

「いのち」が喜ぶ生き方◇目次

目次

第二章

自分の中の「治る力」「生きる力」を引き出す

第三章 魂・心・体を調和させて健やかに

第四章 「いのち」が喜ぶ生き方

目次

カバー写真………フォトリア
©rie_lalala-Fotolia.com
本文デザイン……青木佐和子
編集協力…………瀬知洋司

第一章

「いのち」の数だけ、医療がある

人生いろいろ、医療もいろいろ

最近気になるのが、医療否定という風潮です。

それも素性の良くわからない人によるものではなく、医療従事者、特に医師が書いているさまざまな本で刺激的なタイトルが羅列されている事実です。

それらがベストセラーになると、まったく興味がなかったような人も読む気になるのかもしれませんが、私が何冊か読ませていただいて感じたのは、注目を集めるために実際の内容よりも過激なタイトルになっているという事実でした。

執筆している身でこういうことを書くのも何ですが、タイトルと内容が大きくずれると大なり小なりマイナス面での影響が出ます。著者が誤解されたら書いた本人にとっては良かったのかどうかわかりません。本当に伝えたいメッセージが伝わらない可能性もあるのではないでしょうか。

確かに医師の中には医療そのものを否定している人もいます。それは極端な例であるとしても、過激なタイトルの本でさえも「医療を過信するな」、あるいは「最後は自分」という大事なメッセージがあります。現場を持つ医師として、経験のある医療従事者として、彼らはその点を伝えたいのだと思いますが、違う箇所ばかりがクローズアップされ、何だか毛色の違う洋服を着せられているような気がしてなりません。

そんな人たちの考え方を前にして自分はどうかと言えば、私は私の考えに基づいてできることをやる、これが私自身の回答です。考えとは「患者さんが寿命を全うするために、なるべく生命の維持に努力する」というものです。だからこそ紋切り型に「医療にはかかるな」などと本で書かれると、ちょっと引っ掛かります。

なぜ引っ掛かるかと言えば、世代によって必要な医療が違うからです。

その点を打ち出すことなく、医療全体を簡単に否定しているように聞こえる表題には注意が要るかと思います。高齢者のがん治療と一〇代のがん治療は当然ながら違います。前者が加齢による老化現象が影響している事実に対して、後者は先天性（遺伝上）の原因、もしくは何らかの変異が影響しています。

高齢者に必要なのは、抗がん剤や放射線による治療よりはターミナルケア（終末期医療）かもしれませんが、若い世代に必要なのは早期の治療です。抗がん剤が体に及ぼす悪影響は医師として十分理解していますが、そのまま何もせずに見送るのかと言うと、それこそ医療・医学という存在の否定です。抗がん剤が効く患者さんもいます。

さらにがん治療のポイントの一つは「緩和」です。進行したがん患者の七割前後には大なり小なり痛みがあり、それによる睡眠障害があると言われます。だからこそ緩和医療という範囲で当人の痛みや苦しみをやわらげる必要があります。医療を否定するというのは、それさえも否定するということです。

いつの世も極論には人を惹《ひ》きつける強い力があります。でもそれは曲解させることが目的ではなく、常識の反対側に振ることで大勢の人の「気づきを促す」ことが目的であるはずです。だからこそ実行するときには中庸で思考しないといけません。今ある医療をうまく利用するためにどうすればいいのかを、専門家である医師に相談しながら進めること、これが重要だと私は考えます。

伝え方が難しいのは医療も出版も同じです。

誰にでも当てはまる部分、極端な例を挙げると「息をしないと死ぬ」とか「水の中ではずっと生きていられない」ということは事実ですが、一方で治療みたいなものになると共通性があるようでないのが事実です。根本として共通する治療方法はあっても、そこには個人差があります。体質による耐性も免疫力も皆さん違います。つまり、人の数だけ医療があるのだと思います。だから何かの本を読んでそのまま受け取るのではなく、自分は本当にそれでいいのかと考えてください。

それこそ、いろいろながんがあります。いろいろな原因、いろいろなステージ、いろいろな体質、天文学的な組み合わせの確率の結果として発症しているのがさまざまながんです。血液のがんのような疾患であれば抗がん剤がよく効きますが、そこで「抗がん剤は全部ダメ、あれは殺人薬」と紋切り型に言ってしまうと救える命も救えません。

その人にとって最良の選択は何か？　それを全力で考えることが医療現場の持つ意義です。

医療への不信は、それだけ期待されていることの裏返しです。

本当の意味で国民が皆「そんなものいらないよ」と考えているわけではありません。だから医療側は誤解をほぐす義務があると同時に、あぐらをかかないことが肝要です。医療を受ける側も過信は禁物です。これだけの情報社会ですから自分でとれる情報はしっかりとりながら、自分はどう生きたいのかという「ウィル」（意思）を持つことが大切です。

必要な医療や心構えは世代によって違う

冒頭で私は「世代によって必要な医療が違う」と述べました。

人間は年齢によって身体反応が違います。薬効（薬の効き具合）も同じです。加齢によって神経の働きが落ちるためですが、これも良し悪しです。認知症を描いて話題となった『恍惚の人』（有吉佐和子著、新潮文庫）ではありませんが、見方にとっては幸せです。

もう一つ、年齢というよりも「その年齢（世代）が育った時代背景」、つまりその世代が生きた社会的背景が大いに関係します。ジェネレーション・ギャップという言葉は、まさに医療現場で起きていることを代弁した言葉です。世代特有の価値観は、その世代でしか本質的な理解がなされません。離れた世代と価値観を一致、共有させることは非常に難しいのです。さらに加齢に伴って感じ方が変わるし時代も変化します。

そこで思うこと、それは加齢とともにすべてが鈍くなるというのは重要なことなのだということです。例えば痛み一つをとっても、それがわかります。神経の働きが鈍くなっていますから痛みも伝わりづらく、結果として痛みによる苦しみが減ります。

しかし若い世代は違います。代謝率も高く、ホルモン分泌が旺盛な世代は神経の働きも活発ですから、痛みの伝わり方が鋭敏です。そう考えると、治療の適切さが世代によって違うのが容易に理解できるのではないでしょうか。

高齢者は痛みに鈍感ですから発見も遅れます。検査したときには手遅れというケースも多いのですが、痛みがない分、本人的には不思議な感じでしょう。その意味では無理に治療しないで放っておく、むしろ最期までどのように過ごすかを考えることに重点を置くほうがいいのだという考え方には、一面の真理があります。ターミナルケアの真髄です。

よく「健康についての心構えはどうすればいいのか」という質問を受けますが、これも世代によって違いますから難しいものです。共通して言えることがあるとすれば、「予防に努める」ということでしょうか。予防医学という言葉は割と普及していますが、つまりそういうことです。

人間ドックとか定期健康診断は予防医学です。中医（中国医学）やアーユルヴェーダ（インドの伝統的医学）や食養などのように東洋医学思想の流れを汲む代替医療も予防に重点を置いています。

また年齢によって特徴的な病気がありますので、自分や家族でそれを逐一チェックしながら気をつけることは誰にでもできます。これは自覚の問題です。「意識をすると現実が動き始める」というのはそういうことです。万が一、病気になっても早期発見で大事に至らず済んだというのが理想です。

高齢者であれば男女ともに筋力が弱くなり、何かと転倒する危険が増えます。ラジオ体操やウォーキングの効能はそこにあります。単純なことですが意外と重要です。骨を強くする健康食品にハマる人もいますが、そこにお金を使うよりも、まず運動、次いで毎日の食生活でバランスのよい食事スタイルを心掛けることでしょう。特に関節は脆《もろ》くなりやすいので、運動前の適度なストレッチが必要です。もし可能ならば自力歩行ができなくなったときのことを考え、自宅の各所に手すりを設置する、全体をバリアフリー化するなど、いろいろな手立てを考えられたらよいのではないでしょうか。もちろん実際にはなかなか難しい場合もあるかとは思いますが。

人間は車に例えるとわかりやすいと思います。

乗り始めはまだ車が自分の感覚になじんでいませんから、運転が上手にできずに壁にこすったり、溝に落ちたりさまざまなトラブルが起きます。子ども時代はちょうどこのような状態と同じです。だんだんとなじんで調子良くなっているのが、多分中年までだとすると、次第にあちこちガタがくるのが高齢者です。気がつくとこんなに乗っていたのだとメーターを見て溜息をつく、そんな感じです。

車に廃車があるように、人間には他界する時期が必ず訪れます。病気でなくとも「自分もいずれこの世を去るのだな」という心構えは、高齢者なら持ってしかるべきでしょう。ちなみに車を運転しているのは「魂」です。

個人的には私は、「肉体は魂の乗り物であり、肉体は滅ぶが魂は滅ばない」という認識を持っています。

なお、私自身は、医療がどうのという難しい本をつくる気持ちは毛頭ありません。このようなことになじむことでより安心して生きていけるようになることを願っています。

その意味でどうしても避けて通れないのが魂の話ですが、これも受け取り方はさまざま、人生もさまざまですから、いつも最低限の話に留めるようにしています。

痛みが教えてくれることもある

今やがんは国民病となりましたが、これだけテクノロジーが発達した時代でなぜ発見できないのか、発見が遅れるのか、皆さんは不思議だろうと思います。

発見しにくい理由は、正常細胞に似ている部分があるからです。

そもそもがんは一方通行で生まれるものではありません。がんというのはある程度の大きさまでは、できては壊れ、できては壊れ、それを繰り返します。健康な体内でも日夜、できては壊れています。がんは何か特別な異常ではないと言われる論拠です。

できては壊れを繰り返していたがんは、ある限界点を超えると育つほうへと進みます。がんにとって人間は宿主《しゅくしゅ》（住《す》み処《か》）です。がんは宿主であるその人を究極的には死に至らしめるわけですが、何もないところから突然誕生するわけではなく、日夜できては壊れを繰り返していますから、そういう意味での異常ではないわけです。

誰の目にもわかるような表面的なものであれば見つかりやすいのですが、体内にあると見つけるのが大変です。内臓感覚は思っている以上に鈍く、ある程度の痛みや違和感がない限り、それが異常だと人体センサーが認識しません。太平洋のど真ん中に魚が一匹泳いでいるのを見つけるようなもので、発見できないのではなく発見しにくい存在なのです。がんのように小さなものを詳細に区別する機構が、人体には備わっていないというふうに捉えてもいいと思います。

そう考えると「痛み」という現象が、時にありがたく、時に不快なものである、そんな二面性を持っていることがわかります。

健康診断や人間ドックは大事ですが、そこでも見つけられるがんと、見つけられないがんがあります。一定の間隔というか、時間を追って調査するとその変化がわかるのですが、スポット、つまり一度きりの検査であれば、偽陰性《ぎいんせい》（生検において陽性を陰性と判断してしまうミス）も生じかねません。

検査を受けた間隔が空くと、そのがんの成長スピードによっては、前回は大丈夫だったけれども今回は手遅れだったという事態もあり得ます。世界中のどんな検査も完壁ではありません。限界があります。病変の成長スピードも一定ではありません。それだけは常に頭に置いておく必要があります。

たった一度の診察ですべてがわかるわけではないので、自分が心身面でも金銭面でも負担のない範囲で、複数の検査を組み合わせることが、発見の確率を上げることにつながります。エコー検査なんてほとんど時間がかかりません。

がんはできる場所、できる年齢、できる性質（体質）によって、その様相がまったく異なります。検診を受けられるのであれば、受けておいたほうがいいと思います。

ただし、ポリシーとして検診、がん検診まで含めて一切受けないという姿勢なら、それはそれでいいと思います。受けなければがんは発見されません。

私が受けたほうがいいと言うのは、がんになるのが怖い、不安だという人に対してです。仮にそうなったとしても「それならそれで十分」と意思が決まっているのなら、最初から一切の検診を受けずとも構わないと思います。

自分が患者なら、その医療を受けたいか

ここがすなわち「覚悟」の部分であり、何ごとも最後は自分次第です。

一人ひとりが多様な生き方を模索することが自由な時代に、十把一絡《じっぱひとから》げの対応はできません。目の前で医療を待つ人には全力を尽くしますが、自分には自分のやり方があるそれは誰にも侵されたくないという人に対して、医師が強制的に医療を受けさせる権利はありません。

何を隠そう私もその一人です。がん検診は受けたことがありません。もちろん年齢も年齢ですから体には相当ガタがきていると思いますが、天からお借りしているこの体を最期まで大切に使おうと思っています。

医師にも健康診断があります。東大病院で言えば病院内ではなく大学の中にそういうセンターがあるのですが、私は、しばらく前まではずっと行っていませんでした。

近年、労基（労働基準法）遵守により職員は必ず受けなければいけなくなり、やっと行くようになりました。

何も健康診断に限りません。要は割り切りだと思います。結局、患者さんの望むものと医師の望むものが違うからです。自分が患者目線になったときには、そういうもの（特定の治療）は必要ないと断言する医師はかなりいます。「オーダーメイド」という発想の医療がすでに必要な時代になってきたものと思います。

そこにはかつてと違い、医師や看護師といった医療従事者が「自分ごと（我がこと）」として考えるようになった背景が関係します。自分や自分の家族だったらどういう治療を選択するかという視点に立って、患者さんの治療をすることです。そこに医療の存在意義（レゾンデートル）があります。

ついでに言っておきたいのは「老化と病気」をどう考えるかという問題です。

この二つの関係はすごく大きいと思います。例えば老衰で亡くなった場合、昔だったら普通に「老衰ですね」と認知されますが、調べれば体中に異常が見つかります。それをどう考えるのかということです。全体として見れば老衰でも局所で見れば異常だらけ。その状況で、異常を「異常である」と考えるかという問題は医学的にも重要な視点です。

医薬品にはビジネスとしての側面もある

投薬が必要なのか、不要なのかといったことに対する議論も、医療者側から世間への大きな提起として登場し始めました。

一部の識者は世界の医療マーケットを評して、まさに製薬会社の陰謀であるなどと言いますが、医薬品もビジネスです。自動車や鉄鋼、食品や衣料、小売業など、世の中の多くの産業と同じように製薬会社も営利組織ですから自分たちが生き残るための方便《ほうべん》が必要です。どれくらいの症例で実績があるのか、つまり効くのか効かないのかという議論は重要ですが、実はそれ以前に自分たちの存続を前提としたビジネスをする必要があるというわけです。

世界で最も大きな医療市場はアメリカですが、アメリカの医療市場を動かしているのはグローバルに展開する製薬会社であることも明白です。これは人間社会における必然という見方もありますが、人間に欲がある限り、時間の経過とともに必ず不自然な形になります。それを歴史という時間の流れ、そのプロセスにおいてその都度、修正してきたのも同じ人間です。

生物として考えると血圧が上がるのは通常の加齢現象（老化）ですから、〝ピンピンコロリ〟という観点に照らし、脳出血で一瞬にして死ぬのが幸せだと思えばコントロールする必要はないかもしれません。いいか悪いかという判断ではなく、薬はそれを人為的にコントロールできる、ただそれだけの話です。

ナンセンスなのは風邪薬でしょう。

咳《せき》が出て熱があるのなら、ゆっくり寝て汗をかき、毒を出し切ることしか方法はありませんが、そのときに風邪薬、特に解熱剤などを服用することで熱が人為的に下げられてしまうと体の毒が出し切れません。その結果、免疫力が弱くなります。

さらに気をつけないといけないのはインフルエンザです。感染力が強いインフルエンザの場合、人為的に熱を下げるとまるで完治したかのような錯覚を起こしますから、外出の際に周囲が感染してしまう可能性が高まります。

今やプラセボ効果（偽薬効果＝ブドウ糖や乳糖などでつくられる偽の薬で治る効果）は一般にも知れ渡った言葉ですが、本当は何の意味（効力）がなくても飲むこと自体で安心する人は、世の中には意外とたくさんいます。

ある研究ではプラセボで約三割が治るとも言われます。考えるとこれはすごい数字です。薬だから効くはずだという強い自己暗示がかかっている証拠です。人間は実に精神的な影響が大きい生き物だなとつくづく感心します。

抗がん剤に関しても、日本人と欧米人とではかなりスタンスが違います。

日本人はお上《かみ》意識が強くて疑わない性質がありますが、欧米人は疑うところからスタートします。欧州などは隣国と陸地を接している関係で戦争が繰り返されてきた歴史も関係していると思いますが、良く言えば自主独立、悪く言えば疑り深いです。もちろん抗がん剤も薬の一つですから、効く人もいれば効かない人もいます。

日本人は「横並び意識」が強く、皆がやっているからやるという集団意識、隣人を気にする意識の強い民族です。だから薬品しかり、マスクしかり、保険しかり、そういう商品が安定した需要に支えられて市場を形成しています。

欧米人、特にアメリカ人はコスト・ベネフィットという視点で考えます。これは投下する費用に対してどれだけの利益が得られるのかという視点で評価する手法です。

その治療方法が、その薬が、自分にとって本当にいいのかどうか。日本のような国民皆保険制度がありませんから、ものすごく厳しくチェックします。高い割に科学的根拠が乏しいことがわかると、途端に国中で論争が起きます。日本人みたいに泣き寝入りしません。高額な訴訟も堂々と起こします。弁護士たちもそれを待っています。だから製薬企業も必死です。慈善ではなくビジネスですから勝たないといけません。薬が効くか効かないかではなく、まずは生き残ることを優先するというわけです。

「治してもらう」から「自分で治る」時代へ

日本人はどちらかと言うと依存傾向が強い民族だと思います。医療に関してはそれが如実に出ます。医療を信頼することは大事ですが、依存してしまうと過信が生まれ、現状が少しでもイメージと違ったときには不信へと変わります。

そして薬をたくさん出してくれる医師を信頼する傾向が総じてあるように思います。たくさんもらうと早く治る、たくさん出してくれる医師が良い医師、逆に薬を出さない医師はダメな医師、そう信じているきらいがあります。

風邪で来院した患者さんが抗生物質など薬を出さない医師に「何で出さない」とケンカになるケースもあります。この視点こそ依存症の最たる証拠です。

それは薬に限りません。万事「治してもらうもの」という視点です。もちろん医療に依存しない方々も増えていますが、基本は「自分で治す」という意識が大切です。

先ほどオーダーメイドという発想でと述べましたが、これも「人に治してもらう時代から自分で治る時代」への転換の象徴です。自分はどう選択するのか？　みんながやっているからという視点ではなく、これからは、自分はどうしたいのかを問われる時代です。

その流れでは、抗がん剤を出すとか出さないということではなく、そもそも自分が抗がん剤による治療を選択するのかどうかという表現になります。がんの三大基本治療である手術、放射線、抗がん剤において、年齢や症状によっては全部やったほうがいいというケースもあれば、放射線のみでやってみましょうというケースもあります。

抗がん剤による治療は基本的につらいものです。がん細胞だけではなく、どうしても正常な細胞も一緒に壊れます。患者さん本人のやる気が持続しないことにはできません。そういうことを全部ひっくるめて相談するのが医師という立場です。

補充療法（ホルモン療法）という手法も同じです。何らかの理由で特定のホルモン分泌が正常になされないために外的にそのホルモンを投与するという治療法ですが、ケースによっては著効《ちょこう》します。ホルモンのアンバランスというか、それが元で起こる特に性の腫瘍、例えば前立腺がん、乳がんというのは、遺伝子の発現型によっては効果が出やすいものがあります。

もちろん効果が出にくいものもあるし、それ以前に薬が効いても効かなくても投薬上のデメリット（副作用）は大なり小なりあります。そのデメリットをあらかじめ理解した上で行うのか、理解せずに行うのか、それはその人次第です。理解しないで行うのなら、事後、割り切れない気持ちばかりが燻《くすぶ》ります。

物事には二面性があります。光と影、善と悪、表現はいろいろとあるけれども、一つだけの面ということはありません。表裏はついて回るという事実を忘れないでください。

急性期医療と慢性期医療の現実

医療には急性期医療と慢性期医療があります。

一般に急性期は、その症状の発現が短期間で急激に起きた状態で、慢性期は長期間、その症状が継続している状態です。急性期の症状は、大体二週間くらいで片がつくケースが多いと思います。回復しないままそれを過ぎてしまうと、変化は少ないけれども慢性期という形で引きずることになります。

人体というのは何かの症状が出るまでに伏線があります。それがある点を超えると症状としてバッと出ますが、そのバッと出たときに対処するのが急性期医療です。ケガみたいなものもあれば、慢性疾患の上に感染症などがかぶって症状が出るものもあります。例えば慢性閉塞《へいそく》性肺疾患（慢性気管支炎、肺気腫、喘息《ぜんそく》など）のある人の肺は細菌感染を起こしやすく、過労などで体の力が落ちたときなどに肺に細菌感染を起こして肺炎になる、あるいは慢性肺血栓塞栓症のある人が新たに肺動脈に血栓塞栓症を生じてショックになる、といったようなものです。

特に後者のように同じ（この場合は肺血栓塞栓症）病気が重なるものを最近では「Acute on Chronic」という言い方で表現されるようになりました。acute は急性期、on はそこに乗る、chronic は慢性期という意味です。

なお、今ある症状の原因をさらにその元まで遡《さかのぼ》って追究することは診療の基本で、例えば患者さんが意識障害、痙攣《けいれん》として運ばれて来たけれど、その原因を調べたら腫瘍《しゅよう》だったというケースがあります。その腫瘍も脳腫瘍かと思ったら脳の転移性腫瘍で、その元は実は乳がんだったとか。大事なことは答えを一義的に見つけないようにすること。一義的に終わらせないようにというのが重要なポイントです。要因は常に複合している可能性を念頭に置いておく必要があります。

これまでの医療現場では、原因と思われるものが見つかったらそこで打ち止めにせざるを得なかった場面があったと思います。それは診断技術、診断方法の進歩が影響しています。ひと昔前なら検査法がなかった、あるいは検査そのものが侵襲《しんしゅう》的（生体そのものを傷つけること）であり、いくつも同時にやるということが現実的に無理だったわけです。

しかしテクノロジーの発達で検査が簡便になり、現在は良い検査がたくさん出てきました。つまり現代の医療は診断機器の進歩に拠《よ》る部分が大きいのです。だからと言ってそこで打ち止めにしてはいけない、なぜなら機械は万能ではないから。

商品や機械なら分解して原因を徹底究明できますが、人間は分解できません。従って根本原因がなかなか見つけにくいのです。私たちが想像する以上に人体は複雑系です。

生き方も死に方も医療に預けない

医師の仕事に絶対はありません。

何とかしたいという気持ちは大半の医師が持っていると思いますが、先ほど述べたように患者さんの世代によって対処の仕方が違うし、同じ病気でも進み具合によって治療法が異なります。そこに一義的な視点を持ち込むと、かえって患者さんや家族の意に沿わないことになりかねません。

時代によって、あるいは人によって医師の位置づけは変わります。

ひと昔前は「いつでも助けてくれる存在」だったのが、現在は「不都合なときに適切な助言・助力をしてくれる助言者」のような感覚になっているのだろうと感じます。時代によってその感覚はどんどん変化します。

患者さんが医師に期待する部分というのは診断治療の筋道を示すこと、自分がどういう立ち位置にあるかを示すことです。そこから先は患者さんが決して医師任せにするのではなく、自分で考えて行動しないといけません。緊急避難は別にして医師はあくまでも患者さんの意思を尊重する立場です。

医師の立場だけでなく医療という立場も変化します。現在の医療はどうしても医療機関を主体に考えている部分が大きいと思います。それは「外来フォロー」という言い方に象徴されます。病院に来た人をフォローしますよというわけです。

それでも病院に来ない人も少なくない。だから今後は予防に力点を置き、テレメディスン（遠隔医療）という面でもフォローできるようになればいいと思います。予防は個人の意識変革が必要ですし、テレメディスンは画像診断機器の進歩だけでなく医師の側の意識向上が必須です。

日本では入院ベッドを有する医療機関を、ベッド数により二〇床以上の病院（平成二四年に八五六五施設）と、一九床以下の有床診療所（平成二四年に九五九六施設）に分けています。日本人の亡くなる場所は、自宅一二・六％に対して病院七七・九％、診療所二・四％、介護老人保健施設一・三％、老人ホーム三・五％（厚生労働省「平成二二年人口動態年報」）です。最期だからと自宅に帰る方々もいますが、八割の方々には医療機関（病院と診療所）あるいは医療機関と生活の場の中間的存在である介護老人保健施設が臨終の場を提供しているわけです。

医療機関ではなく福祉関連の機関では、特別養護老人ホーム（特養）、有料老人ホーム、グループホーム（認知症の方のための施設）、ケアハウス（自立した日常生活が送れる方のための施設）、サービス付き高齢者向け住宅などの老人ホームがあります。老人福祉の関連施設は、ニーズが急増している現実に反比例して施設数も職員数もまったく足りません。すでに始まっている超高齢社会への迅速な対応が求められます。

何も難しいことではありません。

「どう生きるか」

昔も今も医療の命題はただそれだけの話です。その根本的なところを理解してもらいながら、一人ひとりのサポートを医療サイドが担当するということです。生き方も死に方も医療に預けることなく自分自身で考え、医療も知識や方法を一義的に押しつけることなく多義的にサポートする。これが今後のあるべき姿です。

施術を担当して予後をチェックすることは医師の仕事ですが、例えば手の施しようがない状態で行う「心のケア」という部分に、医師が手を伸ばすことができればそれは一番いい形です。

昔は医師がそれをできる部分もあったのでしょうけれど、今のように多様化するとできる部分とできない部分が発生します。その「できない部分」をどう補うのかという問題です。肉体が救えないのだとしたら、では心をどう救うのか、加えてその専門家をどう育成するのかというテーマです。

日本の医療現場で医師以外の立場の人間がそれを行う場合、西洋的なチャプレン（教会や寺院に属さない聖職者）とはその有り様が違うと思います。心理カウンセラーや看護師という実績がある人なら、訓練次第でやれるかもしれません。

現在はなんだかんだ言ってそれを家族が担っている状況ですが、第三者とのコミュニケーションはまた違う意味で意義があると思います。

リビングウィルを用意することの意味

逝く人、それを送る人にとっても重要なのが「リビングウィル」です。

リビングウィルは「生前の（本人の）意思」とされますが、要するにどんなふうに最期を迎えたいのかという希望です。この発想がない方のほうがまだ多いのかもしれませんが、大なり小なり、何らかの希望を伝えないと後々のトラブルともなります。

それはインフォームド・コンセント（医師と家族間での情報共有とその合意）などに現れます。そもそも専門家としての知識レベルは医師と患者さんとで同じではありません。医師の側はさまざまな知識と選択肢を投げてきますが、それに対して自分がどう対処すればいいのか戸惑う方も多いでしょう。そのときにリビングウィルを作成しておけば、そもそも慌てる必要がありません。誰もが早い段階でリビングウィルを用意することをお勧めします。

リビングウィルを活用する背景には二つあります。

①最期を迎えるスタイルの選択肢が増えたこと
②自らの意思だけで自由に死ねない社会になったこと

家族の意思が反映されるケースも増えています。すでに判断能力が乏しい当人との疎通（意思疎通）は難しく、そうなると家族と相談するしかありません。しかし家族の判断が必ずしも当人の希望とは限りません。ここが難しいのです。リビングウィルを文書化しておけば、それが当人意思であることが認められますから、トラブルが回避できます。

リビングウィルは遺言書みたいなものです。文章は自筆以外にパソコンやワープロで打ち込んだ文字でも大丈夫です。そこに自分の署名、それを書いた日付（この二つは自筆)、さらに公正証書として押印が必要です。

「胃ろうや鼻から管を入れるような医療措置を希望しない」

「延命治療はやめてほしい」

「抗がん剤治療も放射線治療も希望しない」

医療に関する自分の希望を、できる限り記しておきます。さらに自分が亡くなった後のことについても、できる限り記すことが大切です。

「家族葬にしてほしい」あるいは「一部(これこれまでの)親戚を呼んでほしい」

「通夜と葬儀は身内で、あとは社葬を開いていただきたい」

「お父さんと同じお墓には入れないで共同霊園へ入れてほしい」

文書の最後に本人署名の他に、家族(代表者一人でいい)の自筆書名、それに押印も入れましょう。医療側はそれで公正証書と見なします。市販されているエンディングノートも利用できますし、特にそこまではなくとも通常の用紙やノートに記載、準備されても大丈夫です。ただし、心はコロコロ変わります。だから自身の希望が変われば その都度、新しいリビングウィルをご用意ください。

トラブルを防ぐコミュニケーションの重要性

患者さんやその家族と医師の間におけるトラブルは絶えません。
医師の見立てが間違っているケースを除くと、トラブルの主たる原因は「コミュニケーションエラー」です。お互いの意思疎通がさまざまな要因によりうまくいかなかったと考えてください。この要因としては、言葉の理解の違い・価値観の違いや思い込みによる情報の整理・共有の不十分さ、言葉使いなどによる感情的なわだかまり、接触機会の不足などがあります。

手は尽くしたけれど助からなかった、そのときに医師と家族でコミュニケーションがうまくいっていれば特に大きな問題は起きないはず。しかしその逆はいくらでもあります。難しい医療用語一つをとっても、それを余裕のあるうちに説明するのか、あるいはそうでないかで、事後の展開はガラッと変わります。

それでも通じる部分と通じない部分があります。切迫しているとき、あるいは限られた時間内で双方が納得する合意を得るのは難しいもの。言葉の限界もありますが、極論すると大事な話は電話でするなということです。対面する力は何よりも大きいもの。その場の雰囲気を感じながら相手の目を見てやりとりする、これが一番大切です。

何も医師と患者さんのやりとりに限りません。これは一般論として言えます。言葉を発するときの元になる事象の認識、それは本人の持つ知識レベルに負う部分が大きいと思いますが、その認識力が一人ひとり違います。医師だってピンきりです。だからこそ説明をするための対面コミュニケーションが大事なのです。

コミュニケーションにおける問題（注意）は、医師に限らず看護師、検査技師など医療現場に広く従事する人間が持つべき認識です。仕事とはいえ大勢の人の命を預かっている職場ですから、現場のコミュニケーションレベルが低ければ低いほど、病院という組織は硬直します。逆に高ければ高いほど、その病院は活力にあふれます。

規模の小さな病院なら全体で細かな打ち合わせがやれますが、私がいるような規模の大きな病院ともなるとスタッフ自体の出入りが多くなりますから難しくなります。

だからこそ部局や職種ごとにある程度のレベルの教育をするわけですが、一般企業と同じく部局による受け入れ態勢や人の習熟の進み具合はバラバラです。

研修医には指導医がつきますが、すでに現場に出て数年とか十数年といった医師にマンツーマンで指導するのは難しい世界です。一度「先生」になってしまうとどうしても自分のスタイルが出来上がっていて、なかなか融通無碍《ゆうずうむげ》というわけにはいかないというのが医師の実相です。

患者さんの容体や治療法を巡ってAという医師とBという医師で言うことが違う、医師と看護師で言うことが違う、こういうことで患者さんや家族の誤解を受けることもあります。病状は時々刻々と変わりますから、現場レベルのコミュニケーションが不統一だと患者さんの命にかかわります。

電子カルテについてはいろいろと論議がありますが、現場のコミュニケーションがスムーズになるという意味では優れものです。患者さんの情報が電子化されてデータベースに保存され、それをリアルタイムで現場が共有できるようになったのは画期的でした。まだ仕組みが煩雑《はんざつ》ですから改良の余地はありますが、情報共有という点ではいい仕組みです。

医療現場でも「事実をありのまま見る」ことが必要

考えてみると、医師という職種一つとっても、その言葉の中に現実的な問題、それはつまり「何を意識しているか」という問題が潜んでいます。

例えば勤務医と開業医という立場上の違いですでにかなり大きな意識の差がありま す。依《よ》って立つ生活基盤がまったく違うからです。医師は一枚岩ではありません。世間は医師と十把一絡げに見ているところがありますが、その認識は間違っています。

さらに業界の中でも医師個人の立場によって意識はまったく違います。医師全部で三〇万人（平成二四年一二月三一日現在の届出医師数）もいますから、当人の意識がどっちに向いているかなんてわかりません。三〇万人のうち一〇万人くらいが開業医、残りの多くが勤務医です。最近はどこの病院にも属さずパートタイマー的にいくつかの病院と契約する医師も増えました。

さらに医師、病院（経営という視点）、看護師など医師以外の医療スタッフ、その他の関連職種、医療関連機器会社、製薬会社という医療現場に関わる人々は、職種によって仕事の内容が違うのはもちろんですが、医療に対する問題意識にも開きがあります。ドラマや小説の世界ではありませんが、儲かればそれでよしとする人もたくさんいるでしょう。人もお金も情報も激しく動いている業界です。

そういう現実を踏まえて言わせていただくと、医療業界がもっと間口を広く、つまり今の西洋医療だけでなく代替医療にも目を向ける、さらにはホリスティック（全体性）な視点で医療を捉えていくようにするためには、還元主義だけでは済まないという事実を、素直に認めることだと考えます。人間の習性として、ある事象を見たときに九〇％がそれで説明できるとします。すると「この方法論が正しい」と錯覚します。でも真理は残りの一〇％にあり、実体（本質）は全然違うかもしれません。そういう意味での虚心坦懐《きょしんたんかい》さが医学にも医療現場にも大切です。

ちなみに還元主義とは、全体の物事を部分に還元し、その部分を理解すれば全体が理解できる、とする考え方です。そのために、観察可能な部分として分解されなければ、直接目で観察できない対象については一切受けつけない、という立場です。私がことあるごとに説明する魂という存在、私たちの世界とは違う異界の存在は、要素や部分に分解することができないため、永遠に受けつけられません。

何でもそうですが「事実を虚心坦懐に見る」だけの謙虚さは常に必要です。そこに尽きるような気がします。医学研究においても医療現場においても「予断を持たない」ことは必要最低条件であるはずですが、残念ながら医師の多くが予断を持ってしまうのも否めません。

決断を急がれるケースも多分にありますが、そこで必要なのは視野を狭めないことです。若い医師などに言わせると「それは難しい」となりますが、それが医師という立場の人間が遂行すべき仕事なのです。

ただし「後医《こうい》は名医」という言葉があるように、最初に診断がつかなくても時間が経《た》つうちに症状が明らかになることがあります。その間、情報が明確になって積み重なることで一週間後には本当の病名がはっきりすることはいくらもありますので、前医（最初に診断した医師）の見立てを責めるわけではなく時間も関係することは加えておきます。

ただ私がここで言いたいのは前医と後医の関係ではなく、医師の多くが還元主義に陥り視野が固定した状態になっていることです。還元主義に囚《とら》われていると、医学常識や自分の経験を超えてしまうような現象が目前で起きたときに適切な対応ができません。自分の認識不足を棚に上げて「そんなバカなことが起きるはずがない」と無理やり自分の狭い経験値の中に引き込んでしまうと、いつまで経っても魂の存在すら理解できません。

医師は自分の得意分野、というか専門分野に照らした視点で患者さんを診ます。その専門が広ければそこに収めますが、狭ければあふれます。あふれさせないようにと無理やり自分の知っている範囲で収めてしまう、この行為こそ問題なのです。

アメリカで広がり始めた手当て療法

「手当て」という言葉や行為があります。我が国では、大正時代に臼井甕男《うすいみかお》氏により創《はじ》められ、現在に伝わる「直伝靈氣《れいき》」や、臼井氏の弟子らにより形を変えてハワイから世界に広まった「レイキ」、あるいは野口晴哉《はるちか》氏が創めた「野口整体」の愉気《ゆき》法などが有名です。

一方西洋では、古くから王様が手を当てることで病気が治る「ロイヤル・タッチ」という言い伝えがあります。アメリカでは近年、看護師出身のドロレス・クリーガー博士（ニューヨーク大学名誉教授）が、米・神智学協会会長のドラ・クンツ氏の協力を得て体系化した「セラピューティック・タッチ」という手当て療法が認識されるようになってきました。現在では全米の有名大学の看護系学部においてかなり実践的に教えられています。

しかし日本の大学の医学部でも看護学部（看護学校）でも、そういうことは教えていません。ここでも還元主義が強く影響しています。一部で看護師を対象に教えようとする動きがあるようですが、やはり手当てという行為に対するオカルティックな視点が邪魔しているような気がします。力がたくさん出ている場所だからこそ手当てが可能なのであり、エネルギーを与えたり受け取ったりする場所でもある、それが手です。手を合わせる（合掌）、握手する、手を当てる、皆エネルギーの照射（交換）です。そんな基礎的なことさえなかなか受け入れられないようです。

それでも私は楽観視しています。

なぜなら大きく変わろうとしている時代背景とともに、そもそも学校で教えられる知識に限界があることを医療関係者が知っているからです。結局、大事なことは現場でしか学べない、学校は基礎的なことを学ぶ場でしかないという認識があるからです。私が言うと皮肉にとられるかもしれませんが、事実ですから仕方ありません。

学校が医学、医療で大事なことをすべて教えられるかと言えばノーです。時間も限られているので経験は積めません。学生に教えている部分は医療現場から見ると本当に限られた範囲です。例えば、世界の一流誌に研究結果が取り上げられている体外離脱などの話も当然ながら教えませんし、医学的なアプローチにおけるそれぞれの特色や限界ということについても教えません。

もっと言えば、医師は大学の医学部だけで育成されます。でも医師は医学部のためにいるわけじゃありません。医師の主たる目的は広い意味での医療の実現であり、それを支える要素技術（手段）の一つとして医学があるわけです。日本の医療業界は、法律や行政という面で支えてくれる人もいれば、経済という面で支えてくれる人もいる、そして医学・薬学・工学という面で支えてくれる人もいる、そういう構造です。

さらに言えば医療の実践の場は病院に限らないので、もし合目的的《ごうもくてきてき》に素直に考えると、「東京大学医学部附属病院」ではなく「東京大学メディカルセンター附属医学部」や「東京大学健康院附属ライフサイエンス学部」といったようなニュアンスの名称のほうが自然なように思います。

全体を教えていないというか、教える側に全体を認識する力が欠乏しているのだと感じます。ある程度の大きさのものまでは見えても、大きすぎると見えないという話と同じです。

「正直」と「思いやり」の視点で考えるがん告知

医師の中には、患者さんが自分で仕入れた知識でいろいろ聞いてくるのを、嫌がる者もたくさんいます。確かに診療事情に余裕がないときなど実情は理解しますが、病気になった身で懸命に調べているわけですし、医師は応援する立場でもあるので、なるべく前向きに対応したいものです。

コミュニケーションをとる中で医師が説明する際に咀嚼《そしゃく》するお手伝いがしやすくなります。まったく何の知識もない人とゼロからコミュニケーションをとることを想像すると、かなりスムーズにやれます。答えに近づくという意味でのサポートが容易になるわけです。医師の知っていることも限られますから、やりとりで学ぶことがあります。

そこで重要なこと、それは「どこまで相手に踏み込むのか」ということです。

これは相手によります。がん告知などはその最たる場でしょう。

がん告知を「正直」と「思いやり」という視点で見ることは重要です。

患者さんの治療機会を逃さないためにも、あるいはすでに手遅れだから緩和医療に切り替えて残りの時間を有意義に過ごすためにも、そういう状況では「正直（な告知）」が一番良いのです。しかしその一方、がんを極端に恐れている人に対しては「思いやり（で告知なし）」が必要です。「がんじゃありませんよ」と告げて「良かった！　がんじゃないならいつ死んでもいいよ」と満面の笑みで語る人もたくさんいます。

これを葛藤と呼ぶ医師もいます。医師と患者さんの関係にもよるし、話すタイミングもあるし、患者さんの性格もありますから、マニュアルは存在しません。医師にとってはどこまでも「学び」なのです。

先ほどの「医師は一枚岩ではない」という話にも関係しますが、さまざまな場面での告知も、実は所属する科や医師によりその答え方が違います。

そもそも救急の場合、接触機会が少ないということもあるので、逆に悪いこと（状況）もあらかじめ言っておくところがあります。患者さんや家族にしてみれば、今この瞬間の突発的な事態で頭がいっぱいでしょうから「ここですべてをよろしくお願いします」という感じですがる思いだと思います。このような方々の心情を汲むと大変心苦しいものです。

時間がある臨床医なら段階を踏んで説明しますが、例えば死亡する確率とか、あとは退院・転院しないといけないというような先の話について、救急医はかなり早い段階で家族や患者さんにしています。極端な話をするとベッドの事情により「ベッドがないので診察だけをして、落ち着いたら転院していただきます」という話もせざるを得ません。時間が限られていますから仕方ありませんが、しかしコミュニケーションということを考えると、そうした制限がある中で生じるノウハウもあります。とはいえ、基本はそれほど変わらないと思いますが。

もう一つ、大切なのは「言った、言わない」にならないようにすることです。

可能なら医療情報を伝える相手を固定すること、キーパーソンがいればその人に入ってもらうことです。一人しかいなければ仕方ありませんし、そういうことをする時間もなければ緊急避難行為としてやりますが、トラブル回避という意味でも「誰が誰に何を伝えたか」を明確にすることは大事です。

QOL《クオリティ・オブ・ライフ》を支える医療サポート

よく「日本の医療業界にはホスピスが少ない」という話も耳にします。ホスピスという言葉は聞いたことがあると思いますが、終末期のケアを行う施設です。もともとは一九六〇年代にイギリスで始まり、ヨーロッパ、アメリカ、オーストラリアなどのキリスト教文化圏の国々から世界中に広まりました。日本でも昭和五六年に聖隷《せいれい》三方《みかた》原《はら》病院内に「聖隷ホスピス」が初めてできました。

終末期のケアはすでに必要とされているのに、なぜ日本で進まないのか？　そこには二つの理由があります。経営（金と人の両面）、撤退否定意識の二つです。

今の日本の医療は福祉という側面まで含めて、あくまでも一定の枠組みの中で考えて答えを出すようになっています。保険診療というシステムは基本的によくできた仕組みなのですが、一方でその診療報酬の対象となる項目に入っていない場合、新たにつくるのが苦手な仕組みでもあります。また、この領域に関わろうとする人の少なさも問題です。西洋のようにホスピスを支えるボランティアのような関わり方をする習慣がなかったので、そこをどうするかがこれからの課題です。

そして医療現場は総じて「延命」したがります。医師の「撤退は医療の負けを認めること」という意識とともに、家族側の「どんな形でもいいから生存させてほしい」という意識も加わります。結果の先送りという両者の動機が一致するわけです。

撤退は攻撃より難しいわけです。たとえが適切かどうかわかりませんが、戦国武将の戦《いくさ》にせよ国家間の戦争にせよ、攻撃にはあらゆるプランが投入されますが、逆に撤退には積極的なアイデアが出されません。

しかし医療現場で大半が考える撤退は、本当の意味での撤退ではありません。当事者が撤退だと思い込んでいるだけです。よく考えてください。患者さんが他界するまでは医師にも看護師にも家族にもできることがあります。端的に言えば見守ることだってその一つです。それが自分の手の中にないこと、つまり患者さんに対して何か物理的に施す手立てに思えないことから医療行為ではないと思い込んでいるわけです。

個人的には、日本ではホスピスケアは病院や独立施設だけでなく、在宅でもできればよいと考えます。

現在ホスピスと呼ばれる施設で行われている内容と同じレベル、そしてさらにバージョンアップした形で広がっていくと思います。日本人は改良好きですから。どんな形であれそのポイントは緩和（緩和医療）です。単に苦痛を取るためだけではなく、ＱＯＬ（クオリティ・オブ・ライフ、生活面での質）を支えるためのサポートです。

もっと極論すれば、日本型ホスピスという形が成立することが重要なのではなく、日本国内でさまざまな形のホスピスが生まれて幅広い選択肢から選べることが理想です。内容やサービスが施設によって違っていいと思います。地方居住者と都心部居住者では考え方が違いますし、生活に関しては画一的には語れません。

それにこうした終末期ケアの施設だけではなく、今後は在宅医療も進化すると思います。訪問医の活用も地域によってさまざまです。政府も、家族に全部面倒をみることを望むというのは無理だということを認識した上で、新しい公的サポートの形をつくるべきでしょう。

もちろんステージによってサポートの仕方は変わると思います。最初は在宅で、次に老人ホームのような施設で、あるいは医療機関に入ってもいいと思うし、最期はどうするか、という感じです。もちろん在宅介護でやれますよという家庭もあるだろうし、状況によっては最初から終末期ケアの施設に入る方もあるでしょう。そこは各自で考えればいいと思います。要は少ない選択肢しか与えられないから行き場を失っているわけで、そこにもっと柔軟性を持たせる、選択肢がいくつかあって選べる方向に変えるわけです。

あと医療側から家族の皆さんへのサポートがあるとすれば、患者さんがいよいよ窮《きわ》まったときには、「もう抗《あらが》わなくていいのですよ」と伝えることでしょう。それを撤退だと医療側が思うと、一般の方もそう思ってしまうわけです。人にはそれぞれお別れのタイミングがあります。そのタイミングを外すことなくできる限りのサポートをしながら見送る、これが本来あるべき医療の姿だと私は考えます。

それと、やはり「かかりつけ医」は持っておくといいでしょう。いろいろな相談ができる専門家、いわゆるアドバイザーです。今後は医療業界全体がいろいろな意味で大きく変動しますから、自分がいつでも相談できる相手を持っていることが強みになると思います。

無理をしなくても気づく瞬間がある

「病気になってから治すのではなく、病気になりにくい心身をつくる、健康を維持する」ことを目的とする予防医学の近年における発展は、現在の世界の医療における中心的な潮流であり、今後もっと大きな流れになると思われます。

そこでいつも話題になるのが生活習慣病の予防です。食べ方、生活サイクル、運動法、禁煙禁酒……生活面でいろいろと心掛けてくださいと言われても、なかなかできない人が多いのが現実です。

結局は病気を発症して初めて病院に来られます。体質や免疫力には個人差がありますから、人によっては回復を待たずに亡くなるケースもあります。

ただし、私はうるさく指導することにあまり意味を感じません。「老化と病気」の話は先述しましたが、それを病気と考えるのか、あるいは加齢（老化）と考えるのか、基本的には劣化していくのが当然ですから過度に心配しないことが大切だと考えます。

もちろん不調とか具合の悪さを感じたら自分で類推せず、自分の中にある不安を解消するという意味でも医師に相談するのが一番です。

それでも強い指導は必要ないと思います。

なぜそう考えるのか？　それは「こうしたらいいですよ」と指導されて「そうですか」ときちんとできる人が、必ずしも多くないからです。病院に来ている人を見ていると、喫煙歴が数十年、アルコールの飲み過ぎ、不規則な生活など、本当に絵に描いたような人々がたくさんいます。だからそれを良し悪しというレベルの話にしないほうがいい。でないと生きるのがつらくなります。

そこで私が提案したいこと、それは「全部受け入れる」ということです。

心配せずに自由に生きることを楽しむ、すると高血圧になるのが早いかもしれないし、何らかのがんになるかもしれないし、肝臓が壊れるかもしれない。でもそれは自由に生きたその人の人生です。一つの決断です。

もう一つ、「無理をしなくても気づく瞬間がある」ということも加えておきます。

どんなに周囲に注意されてもやめられない習慣があります。依存している状態ですから根を断つことが難しいわけです。でもあるとき、気づく人は気づきます。「あ……アルコールやめよう」とか「タバコやめよう」と。そういうときがくるまで無理する必要はないと思うわけです。そういう人にとっては無理してやめることもまたストレスです。それは良くないので気づきがくるときまで放っておくのです。

単純な例を挙げると、好きな相手ができたとか、子どもが生まれたとか、自分や身内が病気になったとか、親を見送ったとか、気づきはそういう場面で訪れたりもします。

逆に健康オタクなのにがんになったと悩む人もいます。何でもそうですが、こだわりすぎるのは良くないと思います。「こうでなければならない」という意識はしがらみや執着となり、それこそストレスの温床です。がんはストレスで生まれることが多いと考えられています。人は究極の健康人になるのが生きる目的ではありません。健康は方便の一つに過ぎないと自覚することが大事です。

第二章

自分の中の「治る力」「生きる力」を引き出す

科学で実証された笑いの免疫力アップ効果

世の中にはいろいろな悩みの形態があり、それが病だったり、仕事だったり、家族だったり、友人だったり、恋愛だったり、お金だったりと、起因する事柄が違うだけで、すべての悩みの根底には「もうダメだ」という恐怖感、絶望感が存在します。

でもその感情だって、非常にいい加減です。あるときに大きくなったり、あるときに小さくなったりと、シチュエーションがどう展開するかによって変化します。「病は気から」と口にしたときにホッとする人もいれば、逆に怒り狂う人もいます。人によっても受け取り方がさまざまだし、状況によって受け取り方が違うときもあります。

結核が不治の病だった時代の話ですが、風邪だと思って病院に行ったら「残念ながら結核です」と言われた瞬間、行きは歩いて来たのに帰りは階段すらのぼれなかった。後ろから「すみません」と言われて振り返ると、「誤診でした」と。その途端、急に元気になったという笑い話です。誰でも生まれながらにして「気」を持っているわけだし、気の状況次第でいくらでも身体状況が変わる経験があるはずです。気分次第という言葉をよく使うくせに、自分の全身に流れる気を感じることが少ないのも人間の性《さが》です。

つまり私たちは自分の意識でいかようにでもなる、というわけです。意識エネルギーについて、現代の科学では捉えられていませんが、臨床から救急まで幅広い現場にいる者として理解するのは「意識がすべてをつくり出す」という真理です。

意識エネルギーの中でも祈り、つまり外側から与えるエネルギーに関しては世界中でさまざまなスタディ（研究）がなされています。祈りによって治癒効率が上がるという事実はずいぶん多くの症例で認められています。

祈りが治癒に及ぼす影響は多くのエビデンス（証拠）が報告されています。もちろん祈りのような実際の質の担保が難しい事象の影響を見る研究は、どのような方法でやってもなんらかの限界があり、同じ目的の研究でも調査方法により結果に差の出ない報告もありますが、一つの結果として参考になると思われます。祈るという行為は本来、宗教とは関係ありません。感謝、願い、苦しみからの解放、祈りは多くのエネルギーを一心に集める行為です。

祈り以外の意識エネルギーについては、笑いが免疫力のアップに貢献するのではないかという報告にも注目しています。

以前、一緒に本（『神（サムシング・グレート）と見えない世界』祥伝社新書）をつくらせていただいた筑波大学名誉教授の村上和雄先生のチームによる研究は、今後の医療を変える大きな要素があると思います。これは、いわゆる笑いという行為（感情）が免疫機能を押し上げるという報告であり、お笑い界のトップ企業である吉本興業と組んで行われました。

心と遺伝子研究会によるそのプロジェクトでは、二五人の糖尿病患者さんを被験者として、漫才を聞いて大笑いした後の血糖値を測定するというもの。当時、村上先生が学者仲間にプロジェクトの話をしたところ、皆失笑して相手にしてくれなかったそうです。

しかし実験で有意な結果が出た（血糖値の上昇が抑制された）ことで、米・糖尿病学会誌に掲載され注目されました。クラウンドクター（ピエロの格好で患者さんを楽しませる医師）を描いて大ヒットした映画『パッチ・アダムス』も同じ流れだと感じます。

まだ限られた部分ですので本格的な研究はこれからだと思いますが、こういう動きに対して医学界、医療業界はやがて注目するようになると思います。

霊性を理解すれば、悩みが消えていく

悩みを解決する最も有効な手段は「霊性を理解すること」です。霊性とは、見えない存在や見えない世界とのつながりを感じることであると、私は解釈しています。

霊性はスピリチュアル（スピリチュアリティ）とも呼ばれます。ここ一〇年ほどでスピリチュアルという言葉がブームとなって根づきました。一部のマニアだけのものだった精神世界の情報が広く知れ渡るようになったことは、文明の成熟・進化という

時代背景もあったのだろうと思います。

ただし日本人が古来、保持してきた霊性という意識と、西洋から輸入されたスピリチュアルという意識は、ちょっと違うのかなと感じざるを得ません。

ただWHO（世界保健機関）が、二〇〇二年緩和ケアに関する定義で「生命を脅かす疾患による問題に直面している患者とその家族に対して、痛みやその他の身体的問題、心理社会的問題、スピリチュアルな問題を早期発見し、的確なアセスメントと対処（治療・処置）を行うことによって、苦しみを予防し、やわらげることで、クオリティ・オブ・ライフを改善するアプローチである」としたことには一定の意義を感じます。

しかしWHOがここで挙げたスピリチュアルは、私たち日本人が霊性＝スピリチュアルだと思っている言葉のそれとは多分違います。荒っぽい言い方をすると、日本人が考えるレベルの「高邁《こうまい》な意味」までは意識していないと感じるのです。

WHOの定義で言うところのスピリチュアルは必ずしも霊的世界の真実を理解しないさいという言葉ではないし、あるいはその理解を前提として定義した言葉ではないですよ、というニュアンスを感じるわけです。

良い意味でも悪い意味でも、定義が曖昧《あいまい》にされています。実は一度、この定義は引っ込められています。現在の言葉は再定義された文章ですから、彼らもそこに確信があるわけではないのでしょう。

しかしながらその事実を踏まえても、WHOの定義には意味があります。国際的な場で霊性を考える、良いきっかけになるからです。

日本人が持つ霊性の世界では魂が普遍の存在として認知されています。霊界の存在もある程度は規定されます。信じるか信じないかという低レベルの議論ではないのです。

「全身全霊」「魂を込めて」、そんな言葉の真意を探ることなく「見えない世界なんて存在しない」と口にする人でも、神主が御幣《ごへい》を振る地鎮祭で頭《こうべ》を垂れます。「神様なんて」と言う人ほど土壇場での神頼み意識が強いことも事実です。

スピリチュアルという言葉はさまざまな視点から、あるいは理解の程度によって、その意味がかなり違います。WHOの場合、緩和ケアを表現するときの方便として「肉体を超えたものに関してまでの手当てをしよう」という意味で良いと考えています。

思うに、私もこれまで書籍等でこの霊性に関していろいろな方法論で述べましたが、どんなに言葉を尽くしても受け取る側の受容できる度合により伝わり方がまちまちです。霊性、スピリチュアルという言葉一つとっても、多彩な解釈ができる人もいれば、さっぱりわからないと首を捻《ひね》る方もいます。

霊性は誰もが持っていて当たり前、というのが私の結論であり、それをなぜそうなのか、どうやってそれを実証するのかという議論にはしたくありません。霊性は人間の科学レベルで割り切れることがないと知っているからです。

だから半信半疑の人に対して、私は無理にわかる必要もないですよと言います。そこに無理に入り込まずとも、ある瞬間、腑《ふ》に落ちることがあるからです。

それでいいのです。一番いいのは「人に聞く」とか「文字で知る」のではなく「自分が不思議な体験をする」こと。それがあると本当の意味での霊性を誰に言われるまでもなく理解できるでしょう。

がんの緩和ケアはケースバイケース

緩和の話が出ましたので、がん治療における緩和の話をしたいと思います。

ちょっと私事になりますが、平成二五年九月中旬に弟が他界しました。五六歳でした。前月の八月初旬に弟から連絡がありました。お互いにいい年齢となり、たった二人の兄弟でありながら頻繁《ひんぱん》に会うことも連絡を取り合うこともなく、それでも互いに元気で暮らしているのだろうと思っていましたが、電話の向こうの弟はちょっと状況が違いました。「どうも末期のがんらしい」と言うのです。私は東大病院に来いと伝え、すぐに検査をした結果、すでに手の施しようがない末期状態と判明しました。

がん末期の治療ポイントは緩和です。肝臓がパンパンに腫《は》れて強い痛み、苦しみのあった弟は緩和導入までこの痛み、苦しみと闘っていました。

これは末期がん患者のケースですが、末期でなくとも骨転移などで痛みを伴う場合、さまざまな投薬で痛みを解消しようとします。しかしながら抗がん剤などによる副作用の解消というテーマについては、経験的にはいろいろな方法が言われていても西洋医療的な意味での検証はされていません。

進行したがん患者全体の七割くらいに痛みや苦しみがあると言われます。その中のさらに七割くらいなので全体の半分くらいですが、それくらいの人に睡眠障害があると言われます。それに対する治療が必ずしもきちんと行われていないのです。

入院していない患者さんが睡眠障害の専門科に行くと眠剤《みんざい》（睡眠薬）を出されます。眠剤は大きく分けると、ベンゾジアゼピン、非ベンゾジアゼピン、バルビツール酸、抗ヒスタミン薬などに分類されます。主流はベンゾジアゼピンという系統ですが、もうちょっと重くなったときはバルビツール酸という系統を使用します。

分類はいいとして何が問題かと言うと、それだけ使えば痛みはかえって強く出てしまうことがあることです。睡眠薬を常時服用することでせん妄《もう》（意識混濁《こんだく》に加えて幻覚や錯覚を見る状態）で苦しむ人は大勢います。ただ単に眠剤を出すのではなく、緩和ケアの一環としての鎮痛をちゃんと考えないといけません。

緩和ケアで重要なのは本人のリビングウィル、それに家族の希望です。どこまで生きられるかは本人次第です。同時にどうしてほしいかも本人次第ですが、その状況下での身体機能によってできること、できないことがあります。それを受けて医師がいくつかの方法論を提示します。

もう一つ、がんの緩和ケア中の人が、ご飯が食べられる状態か、そうでないかによっても方法論が違います。食べられない場合は点滴などで栄養素をどう摂取するかを考えますし、食べられるのであればできるだけその状態をキープする方向で考える、これが正しい選択です。

痛み、呼吸困難、嘔気《おうき》嘔吐、食欲低下、全身倦怠《けんたい》感のある人にはステロイド薬を使用することもあります。ステロイド薬は医療用麻薬で対応できない疼痛《とうつう》（痛み）を消すことに有効であり、全国の医療現場で認められ始めています。ちなみにステロイド薬を使用して痛みが消えても余命自体を延長するわけではないこともつけ加えておきます。

要は「治療方法の組み合わせ」をどうするのか、ケースバイケースでそれを考えることが重要です。がんで入院したけれど、ある程度の痛みや生活に必要な身体機能をコントロールできるようになったら、最期のときまで自宅にいたい人は自宅に戻り、そうでない人は専門施設に移る、そういう選択肢があり、そういう手順であるということを医療側も患者側も相互に理解することが大切です。

安楽死を法にする必要はない

死に対する理解、それはつまり霊性に対する理解ということですが、そこには国民の意識、そして国家の成熟度が関係します。

オランダでは二〇〇二年から安楽死法が施行されています。現在では年間死亡者数の三％にもなるそうですが、安楽死専門の医院が徐々に増えていることもその背景にあると思われます。大麻や売春も合法化されているオランダでは同性愛者同士の婚姻(同性間結婚)も法的に認めました。同性結婚法の施行は安楽死法の前年(二〇〇一年)です。

安楽死法はベルギー、スイス、アメリカ（オレゴン州とワシントン州）、ルクセンブルクなどで法案として可決、国家（アメリカは州政府）として認められています。オランダでは自宅に医療チームが来て安楽死させてくれるシステムまで完備されていると聞きます。

ここでなぜ安楽死というキーワードを出したか。それは死に対する理解、つまりその解決法が国家、国民、あるいはその人自身の成熟度と関係があるからです。真理は「不変」であり「普遍」ですから、霊性、つまり本人の霊的理解のレベルが上昇すると、死に対する解決法が必然として導かれるはずです。

もっと言えば国民の意識が上がれば安楽死をわざわざ法律にする必要はなくなります。私たちがどこから来てどこへ還って行くのかを理解するからです。この世とかあの世という単語を使う必要もなくなるでしょう。

死に対する不安や恐怖が私たちを大いに悩ませるわけですが、死というものの仕組みがわかれば恐れがやわらぐのではないでしょうか。未知への不安から解放されるのです。これが霊性を理解する、もっと言えば「霊性を取り戻す」ということです。

ちなみに安楽死には本人の意思以外に第三者（家族など）の意思が入ることもありますが、リビングウィルなどに代表される尊厳死（満足死）は本人の意思に基づくものであり、両者はイメージこそ似ていますが別物だと思ってください。

一般的に言われる「死ぬ」ということには三つの意味があります。生物的な死、法律的な死、社会的な死です。生物としての肉体が滅び、法律上で死亡と位置づけられ、社会環境において死んだと認知されます。これが皆に共通する死です。

亡くなるときの形としては四つあります。その原因としては、①自殺、②他殺、③病気（病死）、④ケガ、この四つです。広く「老衰」と呼ばれる形も探せばいろいろな病気があります。ただしその言葉自体がすでに一般化されていますから、⑤老衰、としてもいいでしょう。ちなみに老衰は「自然死」と言われます。

自然死というのは文字通り、①～④までのどれにも入らない最期のスタイルです。医療機関に縁のない人か、または老衰自体をよく理解している人でないと、自然死は実現しにくいでしょう。

ちなみに高齢者においては、がんと共存したままそのがんが死因とならずに亡くなることも珍しくありません。その場合も老衰であり自然死とされます。さらにそこで緩和医療（ケア）さえも不要な場合、まさに眠るような最期が期待できます。昔は自然死が主流だったのだろうと思いますが、現在のように高度医療社会ともなると、死に方のスタイルも多様化しました。

ちなみに自然死に対する言葉として使われるのが「平穏死」です。これは終末期に当たり人工呼吸や胃ろうなどの延命処置をせずに迎えるスタイルです。さらに満足死という言葉も登場しています。これは死の直前まで元気に生き、自宅で満足な死を迎えるスタイルです。生き方のゴールとして満足度を高めようというわけです。

延命治療を拒否する人が増えている背景

それでは安楽死がどこに入るかと言えば、自然死ではなく、病気（病死）のところだと思います。考えようによっては、ケガにも入ると思います。その形によっては自殺、あるいは他殺というところも一部入るでしょう。オランダやアメリカのケースではありませんが、誰が誰をどんな形で安楽死させるのか、そのプロセスを考えると、安楽死は①〜④までのすべてに引っ掛かるスタイルでもあるのです。

だったら安楽死と緩和はと言えば、そこにも関係があります。

今でこそ緩和というジャンル、その中におけるさまざまな手法が医療現場で確立されていますが、昔はそんな言葉もシステムもありませんでした。だから切実な意味で安楽死という言葉なり方法が採用されていたのでしょう。現在の医療では幸いにもその概念を緩和というより大きなジャンルに吸収してしまった部分があります。日本の医療界が特に安楽死法みたいなものを必要としないのは、こうした背景があるからです。

この流れは「むやみに死を先延ばしにしてきた医療現場」への見直しです。緩和もターミナルケアも同じ流れの中にあるのです。すべては患者さんや家族とのコミュニケーションの上で成り立つ合意ですが、医師の側にも変化が起き始めたわけです。最善を尽くそうと思うあまり、結果としてその病態や病状にかかわらず死を先延ばしにしようとしてきた態度を反省し始めたというわけです。

急性期や慢性期においても終末期における医療について議論され、各学会ではガイドラインが発表されました。日本救急医学会なら「救急医療における終末期医療に関するガイドライン」、日本老年医学会なら「高齢者ケアの意思決定プロセスに関するガイドライン」です。各会のホームページで閲覧可能ですのでぜひご覧ください。

私のいる救急現場での終末期の延命治療には「中止」や「差し控え」があります。中止は言葉の通りで、差し控えはそれ以上治療を濃厚にしないということです。

例えば脳機能が完全に損なわれている状態、生命が人工的な維持手段（人工呼吸器、補助循環装置、人工透析など）に完全に依存して回復不能な状態、しかも数日以内に死が予見できる状態、あるいは積極的治療開始後にがんや回復不能な病気のあることがわかった場合などを指します。その場合、主治医を含む複数の医師によるチームが総合的に判断して家族に説明します。その際、患者さんによるリビングウィル、あるいは家族の意思を確認します。その結果、治療継続か治療中止が決定されます。

今、世間で静かに増え始めているのが「延命治療の拒否」という選択です。相変わらず「何でもいいから助けてよ」と言う家族もいますが、人工呼吸器や人工心肺による延命を必ずしも望まない家族は複数の調査を平均すると六割以上にも上ります。六五歳以上の所謂《いわゆる》「高齢者」を持つ家族が延命治療を望まない傾向は、確実に高まっています。

面白い調査結果があります。それは「医師の七割が自身の延命治療を望まない」という報告です（ケアネットによるネット調査、全国の医師一〇〇〇人による回答）。延命治療に関する議論は雑誌、新聞、テレビなどマスメディアでも増えました。

延命治療は医師にとっても家族にとっても精神的な負担です。きわどい状況の場合、人工呼吸器を装着せずに自然呼吸に任せると死期が早まりますが、いったん装着すると呼吸器を外すという行為に心理的な負荷がかかります。

だからこそリビングウィルが重要です。地方自治体が市民サービスの一環として延命治療に関する希望の有無を個人登録できるような仕組みができればいいのです。

「死に顔を大切にする」という価値観

先ほど安楽死は緩和という範疇《はんちゅう》に吸収されたと述べましたが、そこでのポイントは苦痛からの解放です。安楽死という概念は、それこそ森鷗外の小説『高瀬舟』ではありませんが、見るに見かねてという部分が大きいわけで、その見るに見かねる理由はやっぱり苦痛だと思います。当事者の苦痛が容易に想像できる場合においてというわけです。

それを緩和ケアという医療技術やシステムの進歩でカバーできるステージまでステップアップしたわけですから、オランダやアメリカと違い、日本ではあえて法律にしなくても済む気がします。

終末期医療を経験している医師ならわかっていることですが、例えばあと一週間くらいで亡くなるだろうなとわかっているときには点滴の量を減らす、あるいは胃ろうによる人工栄養を絞るなどの措置を施します。

なぜなら日本人は死に顔を大事にするからです。安らかなお顔で旅立たれました、というのが理想なのです。

死の直前になると、循環機能が十分ではありませんから、当然ながら腎臓の機能が低下してちゃんと尿が出ませんので、入れた水分はそのまま体内に残ってしまいます。水を入れないというのは、昔から医療現場では重要なキーワードです。

それこそ今みたいに終末期を積極的に対処しましょうという流れがなかった頃、つまり私が若い頃の話ですけれど、家族にもうやめようという理由として、この水の話を聞きました。

「これ以上やっても時間の問題です。見てください、どんどん顔が変わっていますよね。これ以上治療を続けると、もっと変わります」

だから、もうそろそろどうですかね、と言うわけです。それまでろくに話を聞こうとしなかったような家族も真剣に聞きながら頷《うなず》きます。実際、水や栄養分を入れれば入れるほど顔がどんどん変わるので一目瞭然。これも医療現場の知恵です。

先ほどの安楽死法についてですが、同じ欧州でもオランダのような国もあればイギリスのように不文法で成立している国もあります（イギリスの憲法は憲法典として制定されていないので不文憲法と呼ばれる）。法律に対する考え方は同じ欧州、それも王族を頂点とする国家でも違いますし、そもそもの文化が違います。

日本はその歴史的・文化的な背景から、あまり法律でガチガチにしないほうがいいのかなと思います。「あ・うん」の呼吸、つまり「そろそろ」「ですね」という、短いけれどもわかりやすいコミュニケーション（掛け合い）ができます。

そもそも終末期に関するガイドラインがどうしてできたのかと言えば、かつてはそういうものがなくても現場レベルで「あ・うん」の呼吸で上手にやっていたからです。多くの医師はガイドラインなんて必要としなかったわけです。医師は自信を持って自らの裁量で判断していました。時代も変わりますから、学会のガイドラインを利用しながら現場レベルで相対的に判断すればいいと思います。

世界的に台頭し始めた全人的《ホリスティック》医療

世界の医療には歴史的にいろいろな流れがあります。西洋医療偏重型だった傾向もかなり見直されており、最近ではホリスティックな視点とか、あるいは統合医療などが注目され始めています。

そのあたりを少し知っている人から見ると、両者が同じものに見えるかもしれません。日本には、ホリスティック医療を掲げて昭和六二年に誕生し、平成一五年ＮＰＯ認可を受けた「ＮＰＯ法人日本ホリスティック医学協会」と、統合医療を掲げて平成一二年に設立された「日本統合医療学会」の二つがあります。確かに、人を包括的に捉えて全人的な医療を施すこと、さらに人の一生をも包括的にケアしていくという考えは双方に共通しています。あとはこの二つの組織が医療の実践において視点に違いがあるように思われます。

ホリスティック医療は体全体を最初に診て、そこから要素技術としていろいろな手法を取り入れ、最良の方法を考えていくという視点です。ホリスティックとは全体とかつながりを意味します。生老病死など人のあり方、その人のありのままを全体(whole)として考える医療、それがホリスティック医療です。だからそこには西洋医療もあるし、中医もあります。ライフスタイルを改善し病を癒すのは患者さん本人という姿勢が基本で、医療者は援助者です。

一方、統合医療はさまざまな医療の要素技術を連携させて患者さんの心身全体を診るという視点です。予防・治療の両面において、対症療法的な西洋医療に、人の心身全体を診る原因療法的な代替医療などを合わせて行う医療です。簡単に言えばさまざまな医療を活用して、患者さんの必要に応じて予防、発見、治療を目指す形です。

日本の医療現場に最初から人を包括的に捉える全人的医療があれば、まずはそういうものを学んで始めてみて、次にいろいろな要素技術をさらに深めるために西洋医療も勉強してみよう、さらに東洋医療も勉強してみようという発想が生まれたのかもしれませんが、残念ながら最初から西洋医療ありきでした。だから今、医師の中には人を包括的に捉えるホリスティック医療や統合医療を勉強している人も増えてきているようです。

ホリスティック医療の代表的な提唱者の一人にクリスティン・ペイジという医師がいます。彼女は世界中で講演会を開き、ホリスティックな視点の重要性を訴えています。彼女がそこで説くのは「霊・心・体」です。

クリスティンは医師でありスピリチュアリズムの専門家です。霊・心・体のバランスこそ病気から解放されるキーワードだと説きます。霊・心・体というのは聞き慣れない言葉だと思います。私たちは心身という言葉を口にしていますが、実は魂という最も大切な存在があることから、本来はそこに霊（魂）という言葉を入れて「三位一体のバランス」で成立している事実を正しく表現することが大事です。

医食同源的な意識を持つことが大事であるという発想が根幹にあるホリスティック医療や統合医療では、薬に依存することなくあくまでも普段の食生活に目配りし、不要な薬を服用しないという方向性を持っています。

そういう考え方を普及させるためにも、まず医師が大学で学問として教えられるよう努力することが求められると思います。なかなか新しいことに取り組むのにはエネルギーが要りますが、医療の幅を広げられるという観点で世界的な潮流に目を向けてよいかと思います。また書籍などで一般の人が広く知ることも大事でしょう。

代替医療が日本で認められる日

先ほど代替医療という言葉を出しました。

代替医療というのはホリスティック医療で言えば要素技術の一つです。統合医療的な発想で言えば、代替医療をやっている人たちは西洋医療を中心としない人たちです。しかし代替医療という言葉一つとっても世間での認知度が低く、医師からは補完医療などとも呼ばれています。

代替医療にはさまざまな流れがあります。エネルギー療法（レイキ、気功など）、伝統医学（中医、アーユルヴェーダなど）、民間療法（カイロプラクティックなど）など、いくつかに分類されます。最近、雑誌やテレビなどでも取り上げられて話題になっているハーブ療法、あるいはホメオパシー（同種療法）も代替医療とされます。

ホリスティック医療などと同様に、代替医療もいろいろな現場で自然発生的に広まっていくのだろうと予測されています。東京女子医科大学の東洋医学研究所クリニックなどはその一例だと思います。さらに全国各地の民間クリニックでも代替医療に興味を持つ医師が自分で勉強する動きが活発化しています。

第一章で述べたセラピューティック・タッチ、つまり手当てもそうです。手がいかに不思議で興味深い器官かを知れば知るほど、それを治療に役立てられないかと考えるのが医師として自然な発想です。

臼井甕男氏が考案した靈氣（レイキ）という手法は日本人が生み出してアメリカで注目された代替医療ですが、靈氣は欧米を始め現在ではアジア諸国でも広く採用される療法の一つとなりました。靈氣は日本に逆輸入された手法というわけです（西洋レイキと区別されることもあります）。

漢方も代替医療ですが、振り返ると私が駆け出しの時代には漢方を処方する医師は本当に少数でした。今は当たり前のように「では漢方をやってみましょう」と口にしますが、当時は漢方を処方する向きに対して、医師も一般の人もちょっと怪しげな眼差《まな》しで見ていたことも事実です。

潜在意識のエネルギー転換を目的とするシータヒーリング（アメリカの自然療法士ヴァイアナ・スタイバルが考案）も代替医療であり、もっと言えば今では知らない人がいないまでになった気功も同じ流れです。そもそも「気」というエネルギーは万物の生成に不可欠ですが、それが不可視な存在であることから、科学分野、特に西洋医療においては存在価値をないがしろにされてきました。気は「プラーナ」とも呼ばれます。プラーナは生命存在のカギを握る重要な構成元素の一つとされ、チベット仏教では「ルン」とも呼ばれます。気功は気の流れをスムーズに変換するための手法です。

そういう手法をどんどん取り入れ始めると、それまで西洋医療一辺倒でやってきたことに限界を感じるのが当然だとわかります。何でも一義的に決めつけてはいけません。物事には二面性があり、すべての事象は多義的な視点で見ることが一番です。

代替医療は一般の方の間でも口コミで広まっていますが、この先はある程度の範囲まで広まったところで臨界点（クリティカルポイント）に達し、そこから一気にパッと広まる感じでしょう。先行する少数者が採用し、彼らが継続的に取り組み、それを周囲の人間が注目し、周囲の人間から賛同者が出現、少しずつ賛同者が増え、業界内外で注目を広げる、口コミにおける爆発的伝播の法則はこんな感じだと考えられます。

一部の漢方薬が保険診療に収載されたのもそうした動きの一環です。医療現場では一部採用していましたが、やはり世論の盛り上がりがないと政府は認めたがりません。

今後、保険診療の適用に引き上げられそうな代替治療はありますかという質問もたまに受けますが、今言ったようなプロセスが背景にないと難しいでしょう。逆にそうした盛り上がりのプロセスがあれば認められる可能性があります。

先ほどのレイキもそうでしょう。そもそも体系がしっかりしていますので、施療という観点ではひょっとしたら気功より可能性があるかもしれません。気功は流派だけでもたくさんあります。そういう部分も認可には大きく影響します。

ちなみにイギリス保健省は、ある一定の条件でエネルギー・ヒーラーに働いてもらうことを公式に認めました（一九九一年）。ヒーラーたちは国が認可した団体に所属、国民に良い施術を提供するために、行動指針の策定と施術のクオリティを維持するための教育に注力しています。

「老後のひとり暮らしは不幸」は思い込み

思いというエネルギーが私たちに与える影響も大きなものです。思いは「思い込み」というふうに言葉を変えるとマイナスな表現になりますが、そんな思い込みも利用の仕方によっては効果があるのです。プラセボ（偽薬）効果はその代表でしょう。

私自身は思い込みというか「信じること」によるプラスのエネルギーが治癒に貢献すると話しています。自分の肉体や心に対しても、あるいは他者の肉体や心に対しても、思いの力は私たちの想像をはるかに上回るほど強く作用します。本章の初めで笑いエネルギーの話をしましたが、さまざまな意識が肉体に及ぼす力の強さをもっと医学界が本腰を入れて研究すると、これまでなかったような治療法が発見されるかもしれません。

世界的なベストセラーとなった『ザ・シークレット』（ロンダ・バーン著、角川書店）や『道は開ける』（デール・カーネギー著、創元社）もそうですが、こうした自己啓発系の出版物に書いてあるのは意識エネルギーをいかに上手に利用するかということです。

ポイントは自己実現「した」と信じること。「〜したい」ではなく「〜した」という完成形、完了形で意識に刷り込むこと。「無事、○○が手に入りました、ありがとうございました」という感じです。刷り込まれたビジョンは実現に向けて動き始めます。これは人生の真髄であり、知っているのと知らないのとでは日常生活がかなり変わります。

プラセボ効果も最初から「思いは実現する」と信じている人々を母集団にすると、三割などと言われている効果が六割、七割にまで上がるかもしれません。これは薬の話に限りません。施術を受けるときも同じだと思うし、リハビリをするときも同じでしょう。

普段の生活でもそうだと思います。

世間は「老人のひとり暮らしは良くない、危ない」と思い込んでいるふしがありますが、それは何を根拠に良くないとか、危ないとか言うのでしょうか。

日常生活、自分の身辺のことができて病院などともやりとりする、そういうレベルで危ないと言うのは実におかしな話です。

最近読んだ本で『老後はひとり暮らしが幸せ』（水曜社）というのがあります。大阪府門真《かどま》市でクリニックを運営している辻川覚志《さとし》さんという医師が書かれています。その中に門真地区に住む六〇歳以上の方々から集めたアンケートがあります（回答者四六〇人）。その結果がユニークで、老後もひとり暮らしをされている一四三人のほうが、家族と一緒に暮らす三〇二人よりも満足に暮らしている（満足度について独居男性七三％対同居男性七〇％、独居女性七三％対同居女性六八％）という結果が出ています。

ひとり暮らし、子どもと同居、老人ホームなどの施設、そうやって大きく分類したときに、ひとりがいいという結論です。老後、自分が元気だろうと病気があろうと、やっぱり変わらない、ひとり暮らしがいいと言います。たとえ病気でも不自由だと考えない、現状をありのままに受け入れるということを無意識に選択しているのでしょう。寂しいこともあるけど、日中は人のいる所に出るとか、体がある程度動く人なら週に一度くらい友人と語らうとか、積極的なコミュニケーションをとることで自分を孤立させないということです。病気の人は病気の人なりに、逆にくよくよしても仕方がないと考えます。読んでいて思ったのは、老人なりの成熟というか考え方の進歩があります。

ひとり暮らしが危ないとか良くないと言う人には当事者意識が薄いのだと思います。それこそ、誤解にもとづく思い込みです。一義的に思い込むのではなく、多義的に見ること、大勢の人の意見を聞くこと、できるだけ話をすること。現場の正しい声を拾うには真摯《しんし》な姿勢が何よりも大切です。その意味では読む価値のある本だと感じています。

あとは公的なサポートが改善・進歩されるといいでしょう。ひとり暮らしの老人とコミュニケーションをとる「見回り（見守り）」の方も各自治体に職員としていますが、まだそこに割《さ》ける人が少なく大変な状況のようです。例えばそれを一定の条件をクリアした民間業者に開放するとか、今後はあらゆる手立てを考えないといけません。区役所や市役所レベルでは亡くなった後の葬儀などをやってくれるところも出てきました。生前に申し込んで、いくらかのお金は必要です。ちなみに民間の葬送会社では生前から始める積み立てプランがたくさんあります。自分や配偶者の葬儀費用をそれで賄《まかな》うという発想です。

政府の決定に頼らず、地方自治体が独自でさまざまな福祉プランを作成する動きが活発化していますが、いいことだと思います。福祉は十把一絡げにできません。地域の特性が違います。その地域の特徴を踏まえて、つかず離れず、このポリシーでやるのがベストだと思います。

今後、ますます高齢化が進展すると同時に独居が増えます。本書を読まれている方々すべてに関係する自分ごとであり、決して他人ごとではありません。

「見守り」「看取り」の形も変化していく

見守りという面でも最近は技術的な進歩がありますから、今後は独居老人でも住みやすくなると思います。

以前はその部分を家族や親戚などの身内、あるいはごく親しい友人などが引き受けざるを得なかったわけですが、現代社会はそう単純化されていません。それが次第に自治体などの公的なサポートというところまではきていますが、今後は情報システムが大きなシェアをとるでしょう。

すでに警備会社（セキュリティ会社）やマンション・デベロッパーは、それを次の大きなマーケットに育てようと動いています。電気の減り具合とか、室内のいくつかのスイッチそのものへの反応とか、生活におけるさまざまな行動でシステムがチェックするリモート監視型の見守りシステムです。

そこで加えてほしいのが、かかりつけ医の存在です。最期の部分、つまり亡くなった後に必要な死亡診断書を書いてくれる医師をセットで、こうした見守りシステムに組み込んでおくといいでしょう。

だから将来的には「看取《みと》り」の形も変わるかもしれません。

現在は家族に見守られながら病院や施設で他界するのがスタンダードだと思われていますが、スタンダードは時代によってどんどん変わります。未婚率も増えている今の状況だと看取る家族そのものがいない人が、今後の日本では増えていくことが予想されます。

つまり独居というスタイルが老人だけのものではなく、全世帯共通のスタイルになるわけです。病院や自宅で他界する方でも一人で逝く方はたくさんいます。さまざまな事情で家族がその場にいない、来ることができない理由がある。それぞれに人生がありますので、どういう形がよくて、どういう形がそうでないなどと言うつもりはありませんが、もし家族の余命がそれほどないという事情なら、いわば「今生《こんじょう》の挨拶」として看取ることをお勧めしたいと思います。

入院、在宅…人生の終わりの選択肢

現況では、入院死が大体八割強、在宅死が一割くらい、残りは老人ホームなどの福祉関連施設での死亡です。厚生労働省は医療費高騰という側面から、今後はできるだけ在宅死を増やしたいという意向を持っています。

平成二〇年に行われた調査（厚生労働省）によると、在宅療養、在宅死を望む方は回答者全体の六割を占め、さらに全体の七割が「そうは言っても実現は困難だろう」と回答しています。理想と現実はかけ離れているという自覚です。

一番大きな理由は家族に迷惑をかけられないということでしょう。

だからと言って、この部分をＮＰＯ法人などに任せることも難しいでしょう。つまりこれも公的サポートの仕組みをしっかり整備しないといけません。お金がたくさんある人は老後の身の振り方が自在に選択できますが、そういう一部の人でなく、圧倒的多数のクオリティ・オブ・ライフを維持するためには社会的に「支える仕組み」が不可欠です。入院と在宅を取り混ぜながら、最期は入院死にするか、在宅死にするか、二つの選択肢を選ぶ感じです。

医師や看護師が在宅サポートに関わる頻度も増すと思います。

病院である程度のレベルまで身体機能を整え、特に必要な人には緩和のコントロールをきちんとする。がん性疼痛など体に何らかの痛みのある方でも、その後は自宅に帰り医療側のサポートに従って最期まで普通に生活することが可能な仕組みです。高齢者であれば病院ではなく最期まで自宅で公的サポートを受けることが可能であり、若い方でも緩和のコントロールをやりながら自宅で過ごし、最期だけ契約している病院で過ごすこともできます。

在宅死でよく言われるのが「お迎え現象」です。先に亡くなった身内などが他界しようとしている方のそばに現れる現象ですが、これは在宅に限らないと私は思います。

お迎え現象に関しては、故岡部健《たけし》先生（東北大学医学部臨床教授、医療法人爽秋会理事長、役職名は当時）の医療チームが文部科学省の研究助成金を得て調査した結果があります（在宅緩和医療を経験した遺族からのヒアリング）。

調査の結果自体は有意なものだと感じますが、長年、臨床から救急まで医療現場にいる者として言えば、在宅以外でもお迎え現象は常に起きていると感じます。人により亡くなる少し前に顔がほころびます。何かに微笑んだり、何かに喜んだり、あるいは驚きの表情を見せる彼らの全員が確実に逝きますから、何を見たのかヒアリングができないのが残念です。中には親しい人が現れた、その人との再会ができたと最期のときを満足げに過ごせた人もいるでしょう。

最期の迎え方も人それぞれ

お迎え現象がなぜ起こるのか、それはどういう状況で起こるのか、正直、こればかりは誰にもわかりません。第一、予見できません。さらにそれは逝く人だけが見るのかと言えば、実はそうでもないようです。

例えば『臨死共有体験』(ヒカルランド)の著者レイモンド・ムーディ(医師、心理学者）によると、亡くなるときに物理的に離れていた（遠方にいた）親族が共有した事例があります。父親が母親に迎えに来られているところが見えたというわけです。つまりお迎えを家族が見てしまう事例です。エネルギーの同調はすごいと感じました。要するに自宅だろうと外出先だろうと病院だろうと、どの空間にいても同じだということです。

そうした現象を「迎えられるような状態」なのかどうかもポイントです。例えばレスピレーター（人工呼吸器）につながって意識がない状態だと難しいかもしれないけれど、病気があっても自立できていて死を迎えられるような場合はお迎え現象を感じる十分な可能性があるかなと思います。

そういう現象について、恐らく日本中の病院関係者、あるいは老健施設の職員などは、大なり小なり、患者さんやお年寄りの方々からいろいろな話を聞いているはずですが、笑ってスルーする向きも強いので、残念ながら記録としては残りません。

あるとすればせいぜい伝聞情報くらいです。「ゆうべね、婆さんが来たよ」「はいはい、朝食はちゃんと食べてくださいね」という感じのやりとりは山のようにあるはずです。「待ってお父さん、待ってよ」と廊下を駆けていても、単なる徘徊《はいかい》老女と見なされて終わり。彼らが本当に見ていたものは永遠に表に出ることがありません。先の在宅医療における調査みたいなことが全国の病院や老健施設でやれれば、貴重なデータとして残るでしょう。

でもだからと言って、お迎え現象がなければいけないわけではありません。

そういう現象があるのかと頭の片隅にでも置いておく程度でいいのです。そんなことで悩まず、私たちはいかにすれば最期のときまで楽しく過ごすことができるのか、それを考えてはいかがでしょう。

第三章

魂・心・体を調和させて健やかに

電波や磁場もかつては「オカルト」だった

人間は自分の理解を超える事象なり知識なりに出合うと脳がフリーズします。

いつの時代も進化できる人というのは、自分の理解を超える存在に出合ったときに「面白い」と素直に感動できる人であり、そういう人が後世に残る仕事をします。見えない世界を探求した先人たちも、当時の世間からバッシングされながら研究を続けました。

私たちは何か自分の持つ知識で理解し得ないものに対して「オカルト（OCCULT）」という言葉で片づけようとしますが、そもそもオカルトの定義をきちんと説明できる人がどのくらいいるでしょうか。

オカルトとは「明らかでない、見えない、超自然的なもの」という意味です。ラテン語のOCCULEREの過去分詞OCCULTA（隠されたもの）が語源です。

カルチャー（文化、CULTURE）という言葉がありますが、その〝CULT〟（カルト）の部分は「崇拝、信仰」という意味があり、広義では見えないものという意味に連なります。

カルト、オカルトといった言葉は、まだ明らかになっていないこと、明らかになっていないもの、理由が見えていないもの、そういう理解でいいと思います。陰謀論者が「何でもかんでもオカルトと一括《ひとくく》りにするな」と怒ることがありますが、明らかになっていないという意味においては大半の不思議なことはオカルトです。でもその意味を正確に知らないで面白半分に使うのはいかがなものでしょうか。

すべての事象は科学になる前、ある意味でオカルトです。日本人というのは、言葉を器用に咀嚼して取り込むことが上手ですが、その中で必ず修飾、というか変形してしまいます。ＵＦＯ（未確認飛行物体）という言葉をとっても、エイリアン（地球外知的生命体）が運転している乗り物であると一方的に決めつけるのは間違いです。未確認ですから、正しくは公式発表されていない飛行物体もしくは航空機（航空兵器）であり、そこに宇宙船（エイリアン・クラフト）も入るわけです。

そういう意味では正しく認識されずに誤用されている言葉がたくさんあります。

森羅万象を考えたとき、その現象が十分咀嚼されて理解されるまでは、本当にわけがわかりません。それをオカルトと呼ぶのは正しいのですが、そこで大事なのはオカルトだからと片づけてはいけないということです。あくまでもその事象はオカルトとして捉えるけれど、それが何なのかを考える、探求する、それが科学者の使命です。

電波や磁場が明確にわかるようになるまで、それらは全部オカルトでした。やはり不可視なものは不気味であり、未知なものを怖がるのは人間の宿命なのでしょう。

科学者の中には一種の「科学信仰」を持っている人がいます。

その根底にあるのは科学的に説明できないことは認めないとする立場です。だとすると世界は困ることだらけになってしまいます。一例を挙げれば「私はあなたを信頼しています」といったようなことを科学的に証明しながら生活しているわけではありません。日々の生活の中では科学的に証明されていないことだらけです。

科学は、本来「まず現象ありき」、つまり現象を捉えることから始まります。思考を遮断することが科学や科学者の本分ではありません。誰かがまだ科学で認められていない現象を体験したと聞いても「あり得ない」「科学的じゃない」と即座に否定してはいけません。科学は「未知のことを追究する」学問です。

さらに言えば、形而上的な事象は言うに及ばず、体外離脱・憑依《ひょうい》などの霊障などのように当面〝科学的検証方法〟、つまり仮説を立てて繰り返し実験で証明する手立てがないことに対しては、そういうこともあるとそのまま認める慎ましさは持っておきたいものです。

意識の壁をつくると何も見えなくなる

科学者に限らず、一見、理知的で論理的に思えるような人でさえ、自分の思考範囲を超えた瞬間、突然、非論理的になることがあります。

先ほどのUFO現象、あるいは体外離脱（臨死体験）などがいい例です。これは「思考の罠《わな》」にかかっているパターンです。それまで極めて冷静に対話していたと思ったら、テーマが変わった途端、いきなり感情論で押してくるとか、そういうことが私の周囲でもありました。

よく、ＵＦＯを見る人はしょっちゅう見るけれど、見えない人はずっと見えないと言います。しかし見えないと言う人の中には実は見えている人がいます。「気のせい」と言い、自分が見たものを誤魔化します。これが「意識の壁」です。

私たちは自発的に意識の壁をつくると、見るべきものが見えません。

見たいと思っても逆に見えません。自分の常識に合わないような現象が目の前で起きると、それを新しい認識として把握できない、あるいは全面的に否定する、そういうプロセスが脳内で起きているのだと思います。

体外離脱という現象も実は結構な数の人が体験しているのだという調査結果が、アメリカのギャラップ社（世論調査の世界的企業）の調査で判明しています。一九七二年頃のギャラップ調査ですが、アメリカの総人口（当時）の約四％の人々が体外離脱の経験があるという結果が出ていました。当時の人口が二億人くらいだとすると、体外離脱の経験者は約八〇〇万人です。

そしてこの体外離脱をどう定義するかにもよります。定義によってはもっと大勢の人が経験している可能性があります。自分が体験していても否定しているとか、無視しているとか、体験自体は実感していても、それをうまく理解できないとか、朝起きたら忘れてしまうとか。そこにあるのはやはり「常識の壁」かもしれません。この壁は意外と大きな障壁です。

仮にすべての事象を虚心坦懐に見られたなら、この世界のほとんどがオカルトだと思います。しかしそういう素直な心を古来、日本人は持っていたわけであり、オカルトな事象に対して「神聖」を感じてもいました。心の目ですべてを見ようとしていました。

しかし現代の日本人はそこにマスクをしています。「絶対にオカルトには感染しないぞ」とばかりに必死にマスクを外そうとしません。

そこには明治維新以降にかけられた洗脳、すなわち科学偏重、合理・拝金主義、西洋史観偏重という欧州思想を前面に押し出し、国を挙げてそれまで民衆の拠り所だった古神道や見えない世界観そのものを全面否定した歴史的な背景があります。

医療に関して言えば維新後、西洋医療以外を制度として認めなくしてしまいました。江戸時代はさまざまな治療法や医学思想が認められていましたが、維新後、国は西洋から輸入された医学思想以外を認知しなくなりました。急に舵《かじ》を切ったから医療界が混乱したのは言うまでもありません。

ほかにも西洋史観の罪はさまざまなところに見られます。魂の話、霊性の話、あの世の話、古神道の話、いわば見えない世界の実相が全部、意図的にタブーとされました。「霊がいると思っている奴は信用しない」と口にする人がいますが、そもそも日本人はあの世（異界）の存在をずっと認めていたのだという歴史的な事実を頭に入れておいたほうがよいのではないでしょうか。

そうした排他的な考え方は第二次世界大戦後のＧＨＱ（連合国軍最高司令官総司令部）支配による影響が最も大きいのですが、それ以前、つまり明治維新後に意図的に形成された国家神道によって、日本人が古来持っていた古神道から離れてしまった影響もあります。

しかし国家神道などとは関係なく、神社に行ったら清々《すがすが》しい、自然に気持ちいいという感覚は昔から誰にもありました。それは日本人の中にある、森羅万象に対する大いなる畏敬《いけい》の念なのではないでしょうか。

「西方浄土信仰」は日本人の幸福感の原点

日本人が古来、大事にしてきた思想の一つに「西方浄土信仰《さいほうじょうどしんこう》」があります。これは夕日信仰であり、西方浄土とは阿弥陀如来《あみだにょらい》が住む西の果てにある理想郷（極楽浄土）を指します。童謡、子守唄、短歌など、歴史的に伝承されてきたものには西方浄土を指すものがたくさんあり、その彼岸《ひがん》思想には幸福感が染みています。

日本人はあらゆるところに幸福感を感じていました。風に揺れる木々の葉のざわめき、川のせせらぎ、虫の声、実った作物や稲穂、朝日、そして夕日、お月様……万物の一部として自分がこの世に存在することに至福を感じていました。神というか、もっと言えばすべての存在と大きくつながっている感覚です。いつもではないですが、私自身も明るい光の中にいて言い知れない幸福感に包まれることがあります。

ただしこれらは確証がないので、あくまでも感覚だけと断っておきます。

まるで乳飲み子が親に抱かれているような感覚と表現される方もいますが、それはそれでユニークな表現です。基本的には全部一つであり、すなわち「すべての存在はつながっているのだ」と思うと、すっかり安心できます。

こんなに健康的な発想はありません。その発想は私たちが持ち続けている恨みや妬《ねた》みや憎しみから解放される貴重な糸口でもあるのです。

残念ながら人は成長するにつれてさまざまな情報を外的環境から受け取りますので、その影響で個人の価値観がいかようにも上書きされます。本当は感じるはずの至福を感じにくくなるというのも成長のマイナス側面でしょう。

ちなみに三歳くらいまでの子どもは、霊的能力というか肉体による障害をあまり感じることのないまま「見えない世界」が見える子も少なくないそうです。逆に年配の方でも、若い頃はそういうものに全然気がつかなかったのが、あるとき、何かのきっかけを境に見えない世界の存在に気がつく人もいます。何も死ぬような目に遭うとか、死期が迫るといった場面に限らず、悟りとか至福といった感覚もそれと同じでしょう。ひと言で悟りや至福と言っても、修行などの体験による悟りや至福と、直観による悟りや至福は、必ずしも一緒ではないと感じます。時間や手間暇をかけて身につけるものもあれば、一瞬のうちに身につくものもあるのです。

どちらが正しいかという論争ではなく、私自身はどちらでもいいと思います。その人がそれで幸せなら、それでいいわけです。

すべての存在はつながっている

神道において私たちは分け御霊《みたま》です。分霊《わけみたま》とも言われます。

これはすべての人がつながっているという思想に基づきます。霊（魂）を分けると書きますから普通はそこで「霊は存在する」と意識するはずですが、そのあたりが明治維新と戦後の洗脳でおかしな情報を刷り込まれてしまい、意識としてちゃんと機能していないのかなという疑問があります。ちゃんと機能しているのなら、私が見えない世界の話をわざわざする必要はありません。

よく「ご冥福をお祈りします」と口にしますが、これは冥土（冥界）での幸福を祈るということ。言葉にはそういう歴史性があって使われている、ということを知ることが重要なのではないでしょうか。つまり大前提として冥土という異界の存在をあなたはどこかで信じているところがあるのではないでしょうか。

すべてはつながっている、つまり「元はすべて同じ」という言い方は仏教でもされているし古神道にもあります。世界各地のネイティブ（先住民）も同じことを言います。つまりすべては一つという感覚は、向こう側がこちら側に現れ出たものなのです。その源として「大いなるすべて」という言葉が使われますが、それは確かに存在します。これはまさに「ある」という感覚です。

精神と物質における概念の相違に関しては西洋と東洋の相違を見ると明らかです。

西洋では「精神と物質は別の概念であり、互いに直接関係することはない」という二元論で両者を明確に区別しましたが、量子力学の実験的な証拠によってその概念自体が揺らぐことになりました。

量子力学が示した精神と物質の一元論的世界観は、紀元前六世紀のギリシャ哲学のミレトス学派にその源を見出せます。すべての存在を生命と精神を備えた「自然」と捉えるものですが、その後エレア学派が登場、神性と物質は別物であるとする二元論に取って代わられました。

ちなみに東洋では、仏教、ヒンドゥー教、道教において、万物は一体、すべては互いに関連し合うと定義されました。デヴィッド・ボーム（理論物理学者）やカール・プリブラム（神経科学者）らは「二一世紀には科学と宗教が一つのものとして研究されるだろう」と述べています。アーヴィン・ラズロ（世界賢人会議「ブダペストクラブ」創設者）は量子真空エネルギー場理論で「すべての存在はつながっている」と提唱しました。

考えてみると、こうした「万物の合一性」というテーマは科学にせよ宗教にせよ、アプローチは違えども、そのゴールは同じ場所ではないでしょうか。

日本人が持つ「見えない世界」への畏敬の念

日本人の死生観には特徴があります。

それが「汎神論《はんしんろん》」です。日常のすべてに神性を感じる点です。八百万《やおよろず》の神々は汎神論に基づく発想です。この神性に対して、私はデビュー作（『人は死なない』バジリコ）でそれを「摂理」と呼びました。自然の摂理、神の摂理、いずれにせよ「万象を支配する大いなる何か」という意味でのネーミングです。

普段は口に出さずともそれを感じることができるのが日本人です。

もちろん日本人も戦後七〇年近く経ってかなり多様化しましたから一概には言えないかもしれませんが、心の中では古神道的な、つまりアニミズム的なことを考えている、感じている人も少なくないのではないかという印象があります。

本当の意味での仏教徒は日本人にはそれほどいないと思いますし、若い世代で宗派・宗教を持っている人も少ないでしょう。形として行ってはいるけれど、実は半信半疑というのが本音かもしれません。

しかしそういう人たちが自然に手を合わせている場面を見ると、やはり日本人だと感じます。お正月には初詣《はつもうで》に行く、あるいは月参りで産土《うぶすな》様にお参りに行く、そこまではしないけれど良くない状況に追い込まれたときに思わず手を合わせる、こうした行為も何となく信じていることの表れです。罰当たりという言葉にドキッとするのも資質として染みついている証拠かもしれません。

民俗学者の柳田國男氏はその著書『先祖の話』（角川学術出版）で、日本人が他界を身近にとらえていた四つの理由を挙げています。

①霊は身近に留まり遠くには行かないと思われていた
②顕幽二界の交通が頻繁で、どちらかの意により招き招かれるのに困難はないと思われていた
③他界するときの念願が死後に達成されると思われていた
④そのために転生して自分の願望を続けようと思った者が多かった

いわゆる「生まれ変わり信仰」では、神として浄化される前の霊が別の肉体に宿り、今生に転生するとされ、日本人は転生を深く信じていたことが詳細に述べられます。

同じく民俗学者の五来重《ごらいしげる》氏は、日本各地における古代からの伝習や葬儀を詳細に実地検分し、「古来、日本人は山や海の彼方に死後の世界を想定し、古代神話ではこれを常世《とこよ》と呼んでいた。仏教渡来以後、来世で地獄に落ちないために罪滅ぼしとして寺の建築や仏像の建立、巡礼や遍路、そして追善、供養などさまざまな社会奉仕を行った」と述べています。

さらに『万葉集』研究に生涯を捧げた賀茂真淵《かものまぶち》、その門人で『古事記』研究を行った本居宣長の述べる「古《いにしえ》の日本人は神とつながっていた」という考え方は、平田篤胤《あつたね》（国学者）や本田親徳《ちかあつ》（神道家）へと引き継がれ、いわゆる「復古神道」として結実したとされています。江戸時代の国学者は、儒教や仏教など渡来文化の影響を受ける前の古の日本人の素朴な民俗信仰の復古を唱えたのです。

神道の道は「随神《かんながら》の道」とも言われます。

神々の計らいに添って森羅万象や魂に対して畏敬の念を抱きながら、あるがままに生きよとする神道、そしてそれを信仰して生きてきた日本人の感性に改めて大きな魅力を感じると同時に、世界が日本人にことあるごとに敬意を表する背景には、日本人が抱き続けてきた見えない世界への畏敬の念にあるのではと感じます。

宗教紛争の原因は「神による啓示」の違い

日本人の死生観については先述しましたが、欧米人と日本人の根本的な違い、それはその死生観と同じ流れを持つ「宗教観」だと感じます。

欧米人は基本的に移動します。元からずっと何千年もいたということがありません。大方はどこかから移住して来た集団です。だから彼らには日本人的な感覚、すなわち森羅万象に頭を垂れ、万物の一つとして自分たちを捉え、すべてに神宿りするのだ、といった感性は育ちにくいのかなと感じます。

キリスト教の場合では特に先祖が宗教上、重要な位置にはありません。崇拝するのは主、つまり「あるじ」です。人生も一回きりと教えられます。輪廻転生《りんねてんせい》は存在しません。ユダヤ教、キリスト教、イスラム教、これらはいわゆる一神教です。日本人が連綿と紡《つむ》いで来た神道は一神教ではありません。八百万の神々を祀《まつ》ります。

世界の歴史を見直すとわかりますが、いつの時代も一神教同士の戦いが展開されています。歴史は「一神教同士の紛争の軌跡」と言ってもいいのです。ユダヤ教、キリスト教、イスラム教、どうして仲良くできないのでしょうか？　なぜ互いに憎しみ合うのでしょうか？　一神教の宗教が主流ではない日本人には理解しがたいところがあります。

その答えは「神による啓示」にあります。

啓示は天啓とか神示とも言われますが、超越的な存在によって真理が開示されることを意味します。啓示はまた、それを受ける人々が理解しやすいように、啓示を受ける時代、受ける場所、受ける人によって、その表現方法が異なります。宗教や宗派でそれぞれ教義が違うのはこれが理由です。

極めて日本人的というか、日本民族特有のものかもしれませんが、日本人は総じて自然崇拝の傾向が強く、それは強制されたものではありません。逆にキリスト教などでは自然を「征服対象」として見ます。私自身はそこに強い違和感があると同時に、昔から「万教同根《ばんきょうどうこん》」（どの宗教も根っこは同じ）と考える傾向が強いのです。

さまざまな宗教が「神」と呼んでいる存在を、例えば富士山の頂上だとします。宗教というのはその頂上にたどり着くための「方便」です。つまり行く先は全部一緒なのです。

富士山が綺麗に見えればいいのですが、中間付近で雲が大きかったり所々の道が通れなかったりします。頂上にはスムーズにたどり着けません。歩けど歩けどたどり着けないばかりか、追加で荷物を背負わされてしまうわけです。ビクビクするようなものばかりじゃありませんが、宗教とは総じてそういう方法論かなと感じます。頂上に行こうとしているのに違う方向へと行ってしまうことも往々にしてあります。

向こう側が見えたら細かいことは気にせず、みんな仲良く「では上で会いましょう」でいいように思いますが、山の登り方がどうの、登る道の違いがどうのと、争っても仕方がないようなことで揉める、それが人間のつくった宗教の負の側面です。

先ほどもちょっと話が出ましたが、ほとんどの紛争や戦争など、また経済的な局面までを含めて、それらはほぼ宗教的なことが引き金となっていたり、宗教的な相違がベースに残っていたり、その根っこにあるケースが多く見られます。

神道は西洋的な意味での「宗教」ではない

そもそも宗教には二種類あります。

教祖（開祖）がいて教典があるものと、そういうものがない（不明）ものです。前者は教祖が「取り次ぎ役」となって真理を語ります。教祖が神から受けた啓示を人々に知らしめるという形です。ジャイナ教（ジナ教）、ユダヤ教、仏教、キリスト教、これらはすべてこのカテゴリーに入ります。一方、後者は教義・教典がありません。開祖も不明です。その代表格が神道でしょう。

何が言いたいのかと言えば、前者と後者では根本的に違うということです。つまり教祖という人間によって新たに「書き込まれた」もの、人間として物心ついた頃から自然に体で「感じていた」もの、その違いです。

神道は理屈で説明できないものを信じることを素直にした行為の結果です。それが汎神論と呼ばれる思想です。よく欧米の知識人が「日本人は宗教を持っていないから」とコメントすることがありますが、そのコメントには欧米と日本の歴史的・文化的背景の決定的な相違が加味されていません。根本的な部分で宗教観が違うわけですから、比べるにも比べようがないのです。

特定の宗教や思想に対して信心のある人、ない人はいますが、人間が自然界に対して本能的に持っている「信仰心」があるか、ないかと問うまでもないと思います。もっと言えば四季も自然も豊かな日本で暮らしていると、神道的な考え方が素直に受け入れられるのではないかなと私は思います。神道がちょっとしたブームですが、神道という存在はわざわざ脚光を浴びる存在なのではなく、日本人の（というか人間の）生き方そのものだと感じます。考え方としてはスピリチュアリズムと近しいものを感じてなりません（教典系は多少違いますが）。

平成二五年は伊勢神宮と出雲大社の同時遷宮もあり、神道、神社は再び日本人が注目するところとなりました。いいことだと思います。私たち日本人が本来持っている考え方や生き方を思い出す良いきっかけです。

ちなみに部族ごとに違うようですが、北米インディアンの信じているような思想も神道的なアニミズムに近しいものがあります。アニミズムという視点で言えばケルト人のドルイド教がそうです。ドルイドとは祭司《さいし》のことです。カエサルの『ガリア戦記』にもその記述がありますが、当時はドルイドの存在が民衆に非常に強い影響を与えていたようです。

多神教という視点で言えば、まさにヒンドゥー教がそうだし、ギリシャ神話や北欧神話は皆さんもご存じの通り多神教そのものの世界観です。ローマ帝国だって元々は土着の神々を広く信仰する風土でしたが、皇帝コンスタンティヌス一世がキリスト教を公認してから雰囲気が一変しました。

いつも神意を感じることが大切

私たちがこの世界について知っている事実、この世界について信じている常識、それらは科学で裏打ちされているから絶対的な事実だと思っている人がたくさんいると思いますが、それは大きな間違いです。科学は「疑うことから出発する」学問です。先人の敷いたレールの上をのんびりと歩く学問ではありません。

科学における一番の難問は「神は科学で定義できるか」というテーマです。しかしそもそも人智を超える存在が神ですから、結論から言えばこの難問は解けません。神は根源的な存在であり、大いなるすべてであり、私はそうした存在を自著で「摂理」と名づけました。私の究極的なイメージ（頭の中に生じる視覚と体感）は、視覚的には「光」、体感的には「愛」で、これが一体となったようなものとしか表現できません。神に善悪はありません。神に幸も不幸もありません。それはすべてであり、すべてを人間の科学で定義することは不可能です。だから宗教という存在はややこしいのです。

世界で定義が定まっていない神を我先に定義しようとするから、同じゴールを目指しているはずがいつの間にか争いへと変化します。

私たちが個人レベルですぐにやれること、それはいつも神意を感じることです。

宗教・宗派は関係ありません。普遍意識とつながることができる一部の特殊な人は除いて、多くの普通の人間はそういうことはわからないけれど、しかしわからないなりに直感というか、自分たちが何か大きな存在に包まれていると感じ始めているはずです。この感じることがとても大切です。

仏教界の僧侶たちの中で見えない世界のことを理解している人は、どれくらいの数の方がおられるのか、興味のあるところです。神主さんも同じです。神道というのは本来、他界とつながる、つまり「鎮魂帰神《ちんこんきしん》」（魂を鎮めて無我の境地に至り、神と一体化すること）を基本としますので、そういう理解も重要なのではないでしょうか。現場におられる方々の実情を聞いてみたいところです。

そういう現実の前では、私たち日本の一般市民が、宗教に頼らず、もっと神道的な思想を自然に理解する、そこに戻るような生き方をすることが大事だと思います。

海外では認められているエネルギー・ヒーリング

手当て、あるいは気の話を先述しましたが、これらは「エネルギー・ヒーリング」という考え方において重視されます。

エネルギー・ヒーリングはその名の通り、自然界に存在する多様なエネルギーとつながり、そのエネルギーを利用して自分を、あるいは他者を癒す手段です。主に代替医療で用いられている手段の一つであり、施術者の体から出るエネルギーによって行われる施術（施療）がそう呼ばれます。

それらは、用いられるエネルギーにより便宜的にスピリチュアル・ヒーリング、サイキック・ヒーリング、マグネティック・ヒーリングに分類されています。

スピリチュアル・ヒーリングは、施術者がより高次元のエネルギーの「通路」となり、手や想念（思念）を通じてエネルギーを送る施術です。サイキック・ヒーリングは呼吸法や操体法などを通じて、身の回りのエネルギー（気）を施術者がいったん体に取り入れて行う施術です。気功（外気功）や靈氣（オリジナルの「伝統靈氣」が米国で形を変え一般化したものが「レイキ」と呼ばれ近年日本にも逆輸入されました）などがこれに相当します。マグネティック・ヒーリングは施術者自身の力により直接、人の体に施術することです。按摩《あんま》や鍼灸《しんきゅう》が相当します。もちろんこの分類は単純化したもので、実際は施術者によりオーバーラップすることもあります。例えば、靈氣をやりながら無意識にスピリチュアル・ヒーリングのエネルギーまで一緒に出しているというように。

ちなみにＮＩＨ（米国立衛生研究所）では、エネルギー・ヒーリングをＣＡＭ（Complimentary and Alternative Medicine: 補完代替医療）の五つの手法（代替医療システム、心と体への介入、生物学的療法、手技・ボディワークによる療法、エネルギー・ヒーリング）の一つに挙げています。

要は使っているエネルギーの周波数帯域が違うわけですが、エネルギー・ヒーリングは似ているようで明確な違いがあります。

例えばサイキック・ヒーリング、つまり靈氣や外気功だとそのエネルギーが熱や磁場という形でさまざまな機器（測定計）に示されることがあります。しかしスピリチュアル・ヒーリングはまったく示されません。体に変化は起きますが、科学界で言うところの再現性はありません。現在の測定機器レベルではわからないということです。

このあたりは手当てという概念と関係がありますが、相手に触れることでフィジカルなエネルギーを出せる人はそういう効果が期待されますし、逆に触れずともエネルギー照射できる人はそれでやればいい、そういう感じです。優劣の問題ではありません。

その世界に対して私が腑《ふ》に落ちるようになったのは、この二年くらいです。やはり施術者である友人から施術を受け自分も施術することでよくわかりました。知識としてはずいぶん前から持っていましたが、自分がされたこと、あるいは自分がしたこと、こういう相互関係が構築できたことでエネルギー・ヒーリングの底知れないパワーを実感しました。

私の場合、そのうちのスピリチュアル・ヒーリングですが、これが身についた素地は、恐らく一度目の滑落《かつらく》のときに得た強烈なストレスではないかと考えます。

今から三五年ほど前の昭和五四年、私は登山中、二度（三月と一二月）にわたってかなりの距離を滑落しました。一度目は一〇〇〇メートル、ゆうに東京タワー三つ分の距離を落ちたにもかかわらず助かりました。この状況は助かるものではないし、助かっていいわけがないと当時は思いましたが、それでも私はこうして生きています。不思議な出来事です。

いろいろと検証すると、そのときに力として備わったようです。どうやってそれを知ったかと言えば、いわゆる個人のチャクラ（身体に七箇所あるとされる生命エネルギーの集積ポイント。サンスクリット語で「回転する輪」）の開き具合が見える人がいて、その人に教えていただきました。

なお、病院に来る患者さんたちは西洋医療を求めて来ている上に、病気が気づきのチャンスであることを理解してもらうことなく、そのチャンスを奪ってはいけないと考えていますので、このようなヒーリングを病院内ではしません。

こうした認知の差は、エネルギー・ヒーリングという領域を「現象」と見るのか、あるいは「実用」と見るのか、そこから生まれます。不可思議な現象だ、あり得ないなどといつまでも考え続ける人もいれば、不思議だけれど実用的に見えるからやってみたい、そう考える人もいます。どちらでもその人の意思で好きなほうを選べばいいと思います。

ヒーラーとエネルギーの関係

仮にエネルギー・ヒーリングで病気が治るような瞬間を見せられたとしても、どう理解していいかわからない、まるで優秀なマジックでも見せられたような気になってしまうのが普通の感覚です。

目の前で起きていること、それが自分の理解を遥かに超えた事象だとしても、それを事実として把握することが大切だと思います。

このヒーリング、犬とか猫などといった動物にはよく効く場合を経験しています。

動物は嘘をつきませんし、彼らは効いてもいないくせに効いたようなふりはしません。

効果のあるなしが顕著にわかるのです。

中でも一番わかりやすいのは年を取った犬、あるいは猫です。エネルギー・ヒーリングをすると、それまで歩けないほど弱った犬や猫がしばらくするとやがて元気に歩き回るようになります。動物にも人間と同じようにスピリット（魂）があって、そこに効いているのでしょう。意識のフィルターをかけませんからダイレクトに効いてしまうのだと思います。

こうしたヒーリング効果の大小、つまり「エネルギーの通りやすさ」ですが、より高い次元のエネルギーが通りやすい人から通りにくい人までさまざまです。

そもそもスピリチュアル・ヒーリングはヒーラー自身の力ではありません。ヒーラー自身はあくまでも高次元のエネルギーの通路であり、言ってみれば「あちらの世界」の治療技術だというわけです。ヒーラーはエネルギーの通路のような役割です。

逆にサイキック・ヒーリングに分類される外気功は気功師自身が外（こちらの世界のエネルギー）の気を能動的に取り入れて調節しながら出す力です。同じサイキック・ヒーリングに分類されている靈氣は、意識的な呼吸の調節を必要としないかわりにエネルギーを取り込む呪文を含めた〝形〟を持っています。

心や体という「現象として見えている」不調は、実は肉体と霊体のどこが悪いかによってまったく違う顔を見せます。スピリチュアル・ヒーリングは霊体に働き、外気功は肉体と宇宙における「気の干渉現象」を解消して治しているのだろうと感じます。

こうしたさまざまな手法の最大の問題点は「見えないこと」です。

医師であり代替医療研究家のリチャード・ガーバーは「バイブレーショナル・メディスン」（波動医学）という概念を提唱しています（同名の書籍は日本教文社より刊行）。音と磁場で肉体だけではなく霊体までも、ある程度とらえられる仕組みがあるというわけですが、こうした仕組みの説明も万人が納得するだけの言語を持っていません。

多くの人にはエネルギーは見えません。目の前の物質的存在として可視化されないからです。だから今の科学界ではオカルトという範疇《はんちゅう》に入れられます。

さらに私たちそれぞれに個性があるように、霊的な力は個体差が大きいので一般論としての話ができません。再現性も難しいので伝えにくいです。チャクラが開く、開かないという説明の仕方もありますが、そのチャクラという言葉自身が社会的な認知がないことから一般論になりません。

病気の原因には二つあります。

肉体が病んでいる場合と、魂（見えない体）が病んでいる場合です。現在の医療技術は前者に対する治療策として前進してきたわけですが、後者に対するアプローチは日の目を見ません。

手術や投薬で対処するのか、魂にエネルギーを送って対処するのか。その視点がない限り、病気の根本治癒はないと思います。

私たちの本質は「魂」である

先ほど挙げた汎神論に代表されるように、見えない世界、五感で感じる世界を歴史的にとても大事にしてきた日本人は、同時に「気」という存在に対してもシンパシー

（親しみ）を感じます。そして気は、実はワールドワイドな存在でもあるのです。

気はプラーナとも呼ばれます。これはサンスクリット語による解釈であり、気は「気息《きそく》」とか「スピリトゥス」（ラテン語）、あるいは「プシュケー」（ギリシャ語）など実にさまざまな言葉で呼ばれます。気というのは結局、この世界でまだ同定《どうてい》されていない高い周波数のエネルギー体ではないかと私は理解しています。

そもそも私たちの体は肉体というたった一つの存在で構成されているわけではありません。いわゆる周波数の高くなるところ（高次元）まで、目には見えない「体」がいくつか重なって構成されていると考えられています。この肉体の外側にあるどの「体」と周波数を同調させる（意識を合わせる）かで、そうした気を肉体へのエネルギーとして作用させることができるかが決まります。

私はことあるごとに「魂は不滅である」と話していますが、それはこの多層構造と関係があります。人間は「肉体と魂」という構造でできています。心というのは魂が肉体である脳を通して行う精神活動です。

問題はその魂という存在です。エーテル体とかアストラル体とかコーザル体とか自我など、精神世界の専門家たちによりさまざまな分類がされているわけですが、一般の方々が果たしてそこまでの知識武装をする必要はあるのかと私自身は感じており、だから総称して魂と呼ぶことにしています。

魂は私たち人間の「本質」であり、本当の私たちです。

うまく伝わっているかどうかは人によると思いますが、この肉体が私たちの本当ではないということだけでも知っておいてください。古来、さまざまな宗教や人智学などの教えで伝承されている輪廻転生は、私たちの肉体が仮の姿であると同時に、魂こそが実質的な自分であることを物語っています。

スポンジでイメージすると、意外とわかりやすいかもしれません。

ここに人の形をしたスポンジがあるとします。スポンジは肉体を象徴します。そのスポンジには同じ人形のいろいろなものが重なっています。それはスポンジが含んだ水だったり、目には見えない水蒸気だったり、もちろん空気だったりが重なっています。スポンジに重なっているそうしたものは、一見すると見えません。食べ物などで染みついたスポンジの汚れは病気と捉えてもいいでしょう。目の前にあるのはただの

人間は「肉体と魂」でできている

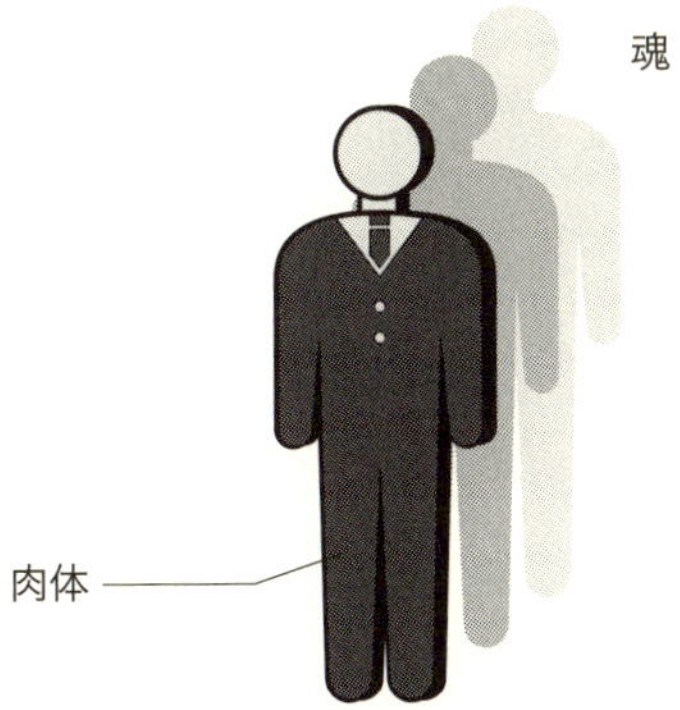

肉体死＝魂が肉体から離れた状態

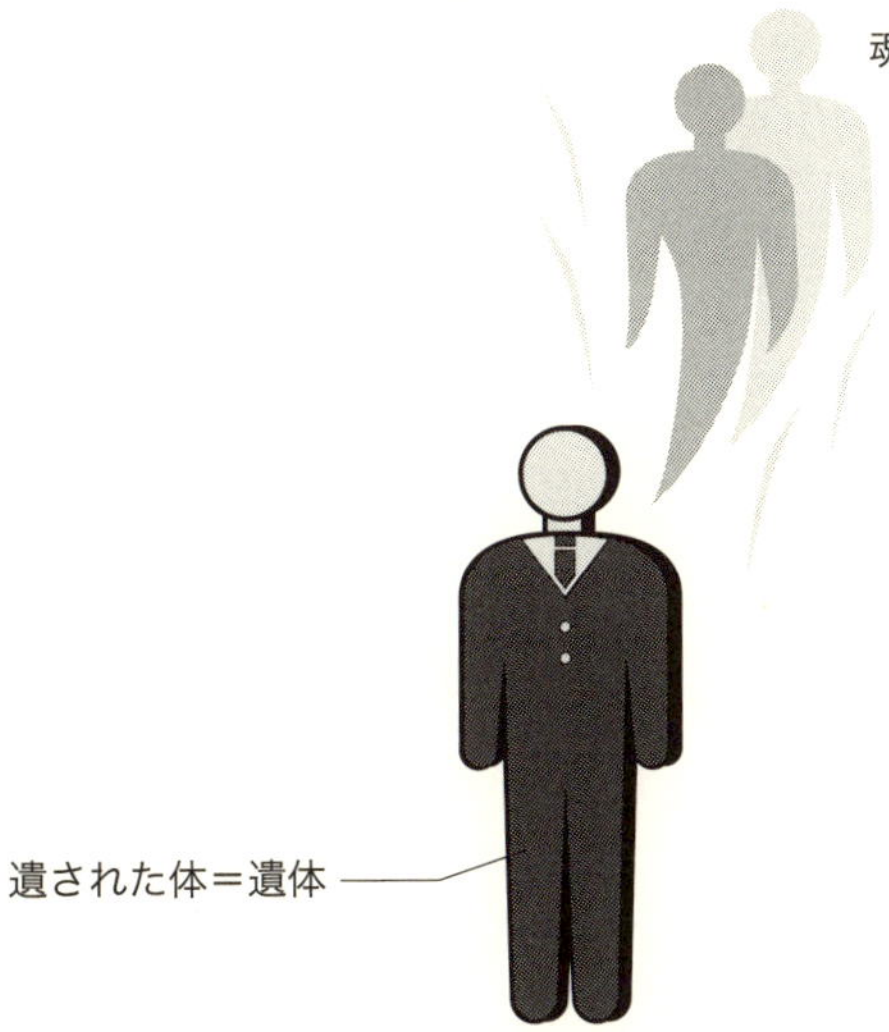

スポンジです。そして目に見えないそれらの存在こそ、私が魂と呼んでいるものです。

そのスポンジからそれらが離れていくことを、私は「肉体死」と呼びます。単なる死ではなく肉体の死です。肉体と魂は何かひものようなものでつながっています。ひもはシルバーコード（玉の緒）などと呼ばれることがあります。人間に魂が宿っており、魂が心や肉体を操っているのだという事実は、実は誰もが知っていることでもあると思います。

スポンジは時間が経つと古くなり、やがて役に立たなくなります。やがてスポンジは廃棄されますが、これを人間に置き換えると、空《から》になったスポンジが遺体として焼かれるということです。空になったスポンジは魂から取り残された肉体ですが、「遺された体」ということで遺体と言われるのです。

しかしそこから抜けた目に見えない存在は、私たちが住むこの世界とは別の世界で自在に生き続けます。「人は死なない」とは、そういうことです。私たちが今回の人生で与えられたこの肉体を脱ぎ捨てて、元いた場所へと還《かえ》る、それが死ぬということの真実です。

肉体はコンピューター内蔵の着ぐるみのようなもの

もう少しだけ、この流れを続けさせていただきます。

私たちはひと言で「霊魂」と言いますが、その解釈は実にさまざまです。だから一般の人もいまだに釈然としないのだと思います。ただでさえ見えない世界であるのに、言葉の解釈が確立されていないのは、外側から見ると実に奇妙でしょう。

私自身は生きている人の中にあるときは魂、亡くなると霊としています。ただしこれはあくまでも表現する際の定義です。なぜそうするのかと言うと、こういう表現がわかりやすいという方便としての利用価値が一つ、もう一つは私たちの本質はある種のエネルギー体ですから、本当は言葉で表現できるような存在ではないと理解しているからです。しかし、方便でも何らかの活字で伝える必要がある以上、わかりやすい定義が必要ということでこういう表現にしています。

また、これまで「霊・心・体」という言葉を使いながら人間の実体がどういう構成になっているのかを説明してきましたが、霊という一文字に対しても多くの人からの誤解があることを私自身は承知しています。

長年にわたる娯楽を目的としたからかい半分の番組による影響で霊という文字は真っ先に幽霊（地縛霊など）を想起させてしまうという誤認の多さを考えると、それを「魂《こん》・心・体」と表現するのもありでしょう。生きている人に入っているときは魂、亡くなったら霊と表現上は使い分けているわけですから、そこは柔軟に対処すればいいと思います。

そのあたりの解釈が識者で分かれることでややこしくなっているわけですが、いずれにせよ霊魂と心身がリンクしているという事実が伝達されればいいわけです。

神道で言うと魂は「一霊四魂《いちれいしこん》」と表現されます。これは「直霊《なおひ》が四つの魂をコントロールする」という思想です。直霊は天とつながる唯一霊であり、四つの魂は和魂《にぎみたま》、荒魂《あらみたま》、奇魂《くしみたま》、幸魂《さきみたま》というものです。そういう魂も霊も両方入っているという考え方もあるし、生きている人に入っている霊は「分け御霊」とされます。いわゆる神（摂理）

という存在に対してまでもそのすべてを霊と表現する言い方もあります。

西洋発祥の近代スピリチュアリズムではそれを「大霊」と表現しています。また近代スピリチュアリズムでは、霊魂はレベルの高い順に「本体」「霊体」「幽体」から成っているとされます。

私たち人間はコンピューターを内蔵した着ぐるみのような存在であり、電源を持った魂がその着ぐるみとコード（欧米では「シルバーコード」、日本では「玉の緒」と呼ばれる）でつながっており、常に電源スイッチが入っているとされます。魂はコードを介して電気を流しますから、着ぐるみやコンピューターを操作する、あるいはその時々に応じてメンテナンスをします。

着ぐるみは肉体、コンピューターは脳、コンピューターの活動が心（精神）、心の活動状態が意識・無意識、その結果として生まれるものが記憶です。その記憶は脳だけでなく魂にも同じように記憶されます。

私たちを操作している魂は、他の魂や霊と交感することができます。互いの姿も見えますし、声（テレパシーも含めて）も聞こえますし、どの空間にも自在に移動できますが、着ぐるみ、つまり肉体はそうはいきません。肉体を持った瞬間、それらの能力は封じ込められます。しかし稀《まれ》に着ぐるみをまとっても魂の機能が現れる人がいますが、そういう人は「霊感が強い人」と呼ばれます。

よく言われる体外離脱（以前は幽体離脱と呼ばれていたもの）は、着ぐるみを動かしている魂がコードを切ることなしに一時的に着ぐるみを脱いでしまった状態です。さまざまな臨死体験はこの状態で行われます。

逆にコードが切れた状態は死（死亡）と言われます。魂が電源供給していたコードを切る、すなわち電気を止めた状態であり、着ぐるみを捨てるときが死ぬときです。

心はコンピューター（脳）の活動と述べましたが、魂が肉体を使うことによって生じるさまざまな精神面での活動です。私たちは楽しいときにはポジティブな感情が生まれ、腹立たしいときにはネガティブな感情が芽生えます。これが脳の活動実績である心です。心理学、哲学、医学など、学問分野で心の解釈が違います。

また、脳を含めた肉体を仮に自動車だとすると、魂は運転手です。心は自動車を運転するときに出ている走行音だったり、あるいは排気ガスだったり、自動車が動く上でのいろいろな活動状態そのものだと思います。脳の活動状態が心に出るということです。だから心は毎日、コロコロ変わるわけです。

最近、さまざまな医学研究でも名前が出るＤＮＡ（デオキシリボ核酸）は肉体に帰属しているものです。ＤＮＡは肉体の設計図です。どの体を選ぶのかということについては「向こう側で指導霊と相談しながら決めている」という話を聞いたこともあります。真相はどうあれ体をつくるときの設計図がＤＮＡです。

転生（輪廻転生）に関して感じるのは、前世（過去世）で学べなかったことを現世で学び直す、やりきれなかったことをやりきる、そういう感覚です。霊魂の使命が意識の進化であると考えると腑に落ちるのではないでしょうか。

臨死体験で人生が好転した人々

欧米にはスピリチュアリズムの研究に取り組める土壌が整っています。

ＮＩＨは毎年、ヒーリング研究者に向けた多額の予算を出しています。わからないことでもやらせてみよう、そんな自由な発想です。

イギリスでは一九五六年に『ブリティッシュ・メディカル・ジャーナル』がスピリチュアル・ヒーリングに関する特集を組みました。同誌は内科系というか、一般科では最も権威のある雑誌の一つです。今から五八年前ですが、タイトルに確か「ディヴァイン・ヒーリング」と打たれていた気がします。まさにその名の通り、かの国では「神の治療」という位置づけです。

その特集のきっかけになったハリー・エドワーズというヒーラーは一〇万オーダーで患者さんを治した実績を持つ人です。確か三〇年間で一〇万人のクライアント数ということでした。その治療効果を証明するために、彼はロンドン市内のロイヤル・アルバート・ホールなどで一般公開治療を行いました。

これに対して英国医学協会は同年、「医学では不可能なことが起きた」と発表。つまり雑誌の特集はこれと連動しており、その一大センセーションこそがイギリスでヒーリングを医療に導入する大きなきっかけとなったのです。

一九九一年、イギリス保健省はＧＰ（General Practitioner：家庭医と呼ばれる初期診療担当医）が担当する診療においてヒーラーが働くことを公式に認めました。ヒーラーの組織は、国との折衝などを行う包括的組織である「UK Healers」があり、その傘下に個々のヒーラー団体をまとめる大きな団体があります。それとは別に、スピリチュアリスト団体としてＳＡＧＢ（英国スピリチュアリスト協会）が存在します。あの世界的な作家サー・アーサー・コナン・ドイル（眼科医、名探偵シャーロック・ホームズの生みの親）もＳＡＧＢの会長でした。

臨死体験についても一九六七年、リチャード・ドゥラスとドナルド・コーンフェルドは、心停止から蘇生した一〇人の患者について調べ、「そのうち三人は意識が戻る前に知らない世界、あるいは死後の世界にいて、生まれ変わってきたと信じている」と雑誌に発表しました。掲載した雑誌は、米国医師会の権威ある雑誌『ジャーナル・オブ・ジ・アメリカン・メディカル・アソシエーション（ＪＡＭＡ：米国医師会雑誌）』二〇一巻です。ＪＡＭＡは世界で最も広く読まれている医学雑誌の一つです。

一九七〇年代に入ると、医学誌に心停止蘇生後の生還者や体外離脱体験について発表されるようになりました。一九七五年、アメリカの精神科医レイモンド・A・ムーディー・Jrは多数の臨死体験者に医学的観点から聞き取り調査を行い、自著『Life After Life』（邦題『かいまみた死後の世界』評論社刊）でそれを大々的に発表しました。臨死体験は「言葉で説明が難しい世界」「死の宣告が聞こえる」「心の安らぎと静けさ」「体外離脱体験」など一五の要素から成ると述べています。

さらに、米国の放射線腫瘍科医ジェフリー・ロング博士は、一九九八年に奥さんと「臨死体験研究財団」とウェブサイト「Near Death Experience Research Foundation（NDERF）」を設立し、世界中からアクセスした臨死体験者に一〇〇以上に及ぶ質問項目を設けたインターネットアンケートに答えてもらい、六〇〇名以上の結果を『Evidence of the Afterlife』に著しました。その中で、博士は「死後の生の存在を受け入れるのが妥当である」という結論に達しました。

古今東西、臨死体験をした人の中には、その後の人生が良い方向へと変化した人も少なくありません。あっちの世界のことを知り、こっちの世界との関係を知ることで、自分のポジションや人間という存在や人生の実相が理解できたのでしょう。

清々しく感じる場所へ行くだけでいい

気分転換にはぜひ「気持ちの良さそうな」場所に行くことをお勧めします。わかりやすい一つの目安は人の行く神社など樹木が高く立派に育っている所です。

そこで大いなる存在に心で感謝を伝えましょう。何よりもそれが大切です。

私が実際によく行き、気持ちの良さを実感している場所では明治神宮があります。明治天皇は霊力がおありになったそうですが、かの地はご自身で見つけられています。弘法大師として有名な空海上人も全国各地に「水場」を探されていますが、あれも空海上人ご自身でそういう場所がわかったからだという話です。

よく聖地とかパワースポットという言葉があちこちに出ますが、何らかの理由でエネルギーが強い場所を、同じくエネルギーの強い人が探し当てる、そんな仕組みで聖地が誕生するのだろうと推察しています。日本の神社にはそういう場所がたくさんあります。

その最たるものが伊勢神宮だと思います。外宮《げくう》、内宮《ないくう》の両方とも素晴らしいです。ほとんどの方が感じると思うのですが、伊勢神宮では凛《りん》とした空気がそこら中に澄み渡っているのを感じます。澄んでいるというか、神々《こうごう》しいという感覚です。

気が清々しく感じられる場所というのは樹木が高く育っている場所ですが、そういう場所は何らかの理由で場のエネルギーが高いのだと考えていいでしょう。

私自身の経験ですが、聖地では表現しがたい経験をすることがあります。物質的なレベルではなく、何というか実に精妙なレベルなのですが、両手を始めとして腕、両足先から下腿、そして頭のてっぺんから頸部の表面が痺《しび》れるような感覚です。痺れるというと、これもちょっと正確な表現ではないのですが、まるで手、足先や頭のてっぺんの表面がビーッととても細かくちりちりさわさわするような感じでこの感覚が腕、下腿、頸部から体幹のほうに伝わってくるのです。

森林浴が気持ちいいのは、木々から体にいいとされているフィトンチッド（殺菌力を持つ揮発性物質）が出ているからと言われます。二〇〇六年に行われたある森林浴の研究データでは、二泊三日の森林浴でがん細胞に対して攻撃のできるNK細胞（ナチュラルキラー細胞）の活性力が約五六％向上すると同時に、抗がんタンパク質濃度も上昇したと報告されました。

日本では割と根づいた感のある風水も経験則に基づく占術ですが、やはり場のエネルギーが強いか弱いかを前提にしています。聖地を含めた自然が豊富な場所は、物質レベルからスピリチュアル・レベルに至るまで、普通の人が気持ちいいと感じられる要素が整っているのだと思います。

難しいことではありません。

何だか気持ちいいなと思う場所に行き、そこに行くたびに感謝を伝えるだけ。ただそれだけで心身に良いと思います。悩んでいる自分がちっぽけに思えます。

この世界で自分が生かされていること、見えない世界があること、魂・心・体のバランスで守られていること。感性を研ぎ澄まして、五感の全部で受け入れてください。

素直な心でありのままを見る。これが一番だと思います。

第四章

「いのち」が喜ぶ生き方

「今」に感謝して「今」に生きる

日本人は精神統一を好んできた民族です。それは今もさまざまな形で残っています。内観（瞑想）、ヨガ、座禅、滝行、そこで使用される言葉もさまざまですが、精神統一は自らの肉体からなるべく離れる試みであると同時に、心との対話と表現されます。

でも先述しましたが、心はその時々の状態でありコロコロ変わるものですから、本来は魂を意識することが精神統一の目的です。肉体に近い意識からだんだん離れて、内側にある存在（エネルギー体）へと意識がシフトしていきます。

瞑想の手法自体は誰でも書いていますから難しくないのですが、瞑想中の感覚を説明するのはとても難しい作業ではないかと思います。なぜなら意識の変化やそのプロセスにおいて感じることは、人によって違うからです。

意識がだんだん肉体から離れる感覚を経験する中で、ある人は言い知れぬ至福感を抱くかもしれません。座禅の場合、そこに雑念が入るとダメですよというわけです。それから高次元へと意識が向かった場合の感覚としては、眩《まぶ》しい光に包まれるような光景をそのまま見られるとか、実にさまざまな表現をされます。

肉体から意識へ視点を移動させる方法で効果的、かつ一番簡単なのは「呼吸」だと思います。姿勢も大事ですが呼吸のほうが大きなウェートを占めるかもしれません。

ヨガや座禅はその象徴です。座ってゆっくりと呼吸して、次第に肉体からすべてが、つまり意識が魂のほうへと近づきます。でもそういう手法というのはある意味で大半が共通しています。

その世界には実に多くの専門家がいますが、ヨガの大家《たいか》である成瀬雅春さんのように決して長くやる必要はないと話す専門家もいます。座禅道場に行くと平気で一時間とか二時間とか、うっかりすると半日以上座っているということを言う人もいると聞きますが、こだわる必要はないのかもしれません。実際に自分のできる時間、例えばたったの五分でも心が落ち着けばやらないよりはいいと思えればよいのではないでしょうか。

そもそもヨガの究極形は「カルマヨガ」だと思います。カルマヨガというのは奉仕のヨガとも言われます。自己利益の追求や見返りを求めることなく、私たちの日常生活で毎日の仕事や人々への奉仕すなわち善行に励むことです。そしてその結果を受け止めることです。なにも特別な修行をしなくても日々の生活の中で立派な学びをしているのです。まさしく利他の精神に通じるものです。

ヨガは体にいいから、健康になる体操だからという認識で見ている、あるいはやっている人も多いと思いますが、自分（個人）が生かされていることに感謝しながら、社会（全体）に何かを還元する奉仕の行為こそ、ヨガの最終地点ではないでしょうか。

ヨガの先駆者が語った意義深い言葉

大勢の人はあまりにも先のことを心配しすぎるようです。

時間の流れは一定に見えて、すべてのことが自分の思うようには運びません。あっちこっちにずれます。どうなるかわからない将来を不安視しているからこそ、心も体も不調が起きるのです。

それに事前に準備しすぎるのもどうかと感じます。ある程度の基本的な準備は必要かもしれないけれど、思っていたことと違う展開になった場合、その準備とは違うものを求められます。そこで必要なのはフレキシブル（柔軟）な姿勢＝臨機応変・緩急自在、と形にこだわらない＝融通無碍です。どんな状況にもパッと対処できるスタンスでいれば、慌てることはありません。それでいいのです。

追い詰められた状況ですごくいいアイデアが出るときがありますが、インスピレーション（直観、霊感）が降りてくるときも準備というかストック（貯《た》め）がない状態です。

先ほどヨガのところで少し触れましたが、日本のヨガ指導者として最も著名な人に成瀬雅春さんという泰斗《たいと》がいます。三〇年くらい前に空中浮揚の写真が週刊誌（『サンデー毎日』）に掲載されて話題になりましたが、成瀬さんはヒマラヤでの長年にわたる修行を全インド密教協会から評価され、ヨーギーラージ（ヨガ行者の王）という称号を戴いた方です。

その成瀬さんの言葉にとても意義深いものがあります。

ヨガは体が硬い人ほどいい、というものです。成瀬さんご自身は痩せており、体がすごく柔らかいのですが、それでも体が硬い人ほどいいと言うのです。なぜなら、学びとしていいのだと。体が柔らかい人はすでにできているからだそうです。

成瀬さんは座禅の座り方である結跏趺坐《けっかふざ》ができない人に椅子に座ってやるやり方を教えています。結跏趺坐は座禅で最も重要だと教わる形で、誰もが両脚をその究極形にできればいいのでしょうが、そんなことができなくても普通に姿勢だけちゃんとして呼吸を整えれば、たった五分でも効果がありますよと優しく説きます。

これが真のエキスパートの言葉だと感じます。「弘法《こうぼう》も筆の誤り」ではなく「弘法筆を選ばず」ということです。形を真似て得意げになっているのはまだまだなのでしょう。大切なのはその形を通じて、本質を学ぶということです。

ヨガや座禅で言えば「呼吸の大切さ」を知ることではないかと思いますし、呼吸の大切さに気づけるのであれば、何もヨガや座禅に限りません。そのきっかけになるのがヨガであり座禅であるというわけです。

ちなみにヨガや座禅も慣れてくると呼吸の回数が減ります。減ると聞くと不思議がる人もいると思いますが、自然にそうなるように意識し始めるのです。ゆっくりとした呼吸になり、徐々に一〇秒に一回くらいへと減ります。佳境に入ると一分間に一回という呼吸回数になると話す方もいました。さすがに普通の人が簡単に行ける境地ではないと思いますが、それだけ心身統一がなされている証拠です。

「いのち」に感謝しながら食べる

食事に関しても、それをどうとるのかで人生の楽しみが分かれます。

このテーマに関しては、ちょっと先に重要なことを言わないといけないと考えます。それは何かと言えば、究極のところ、食事というのは自分がおいしいと思うものを適量、食べればいいということです。これはあくまでも私の個人的意見ですが、そう外れた考えではないと思います。

食事に関しては健康法に絡《から》めてさまざまな意見・主張、あるいは指導法がありますが、方法論が先にあるのではなく、一〇〇人いれば一〇〇通りの「良いと考える方法」が存在するわけです。言葉の定義が難しいのと同様、これも解釈の仕様がいろいろあって難しいのです。

でも外れてはいけない基本がいくつかあります。

まず過食よりは小食（粗食）のほうがいいこと。これは理屈抜きの真実です。人体の構造について内臓レベルで胃袋を考えると、「過膨張」という状態は、消化器官である胃袋の仕事を妨げる状態ですから当然ながら良くありません。そこに余計な説明はいらないでしょう。誰もが経験していることです。

また、食べるときはよく噛んでというのも昔から耳に胼胝《たこ》ができるほど聞いていることでしょう。これも説明するまでもないと思います。

あとは、自分にとって良くない物はおいしくない、つまり不要だということです。そこにも実は気づきがあって、ある日何の前触れもなくそれが不要になることがあります。前触れがないように見える場合もあれば、何かの前触れがある場合もあります。私が肉を食べなくなったのは、ある日、目の前にこっちを見ている悲しそうな牛の顔が浮かんだことに端を発します。その日から牛だけでなく豚や鶏も食べたくなくなりました。

牛は肉食をやめるために代表して出てきたのかなと思います。これが二年ほど前のことです。酵素玄米を始めたのも二年ほど前のことです。それまでは特にこだわりがなかったので普通の玄米を食べていましたが、今はそういう感じです。

だからといって、皆に肉をやめろ、白米をやめろというつもりはありません。先ほど述べたように、自分がおいしいと思うものを適量食べるのがいいでしょう。

そこで大事なこと、それが「食事への感謝」です。「いただきます」とか「ごちそうさま」がキチンと言えること、これは自分が食べようとしている、あるいは食べた多くの命への感謝の祈りであると同時に、今日も生かされたことへの天に対する感謝です。

健康を意識しすぎるとかえってストレスになる

ちなみに私が意図的に食べないものがあります。

イカ、タコ、エビ、カニ、ウニはわざわざ自分で買ってまで食べません。なぜですかと尋ねられることも多いのですが、率直に言えば子どもの頃から食べなかったからと答えます。意識の壁を子ども時代につくってしまったのでしょう。食べたいと思いません。

ただ、私がそういう人間だと知らない方との食事の席でそういう物が出されたときには、出されたものを残すのも失礼かなと思うので、感謝して食べるようにしています。それが肉だと「すみません」と心で詫《わ》びながらいただきます。

最近は「たくさん食べない」という世の風潮も出てきました。一日一食を推奨している人もいれば、肉食をやめる、砂糖をやめる、炭水化物をやめる、お菓子をやめるなど、実にいろいろな「断《た》ち」が目立ちます。

そういうスタイルで幸せになる人、達成感とか幸福感を抱く境地になれるのなら、それはそれでいいと思います。でも良くないのは「べき論」が先に立ち、ストレスを溜めてしまうこと。至福の境地に至る前に強い負荷が心身にかかりますから、そういう場合はやめたほうがいいと思います。

糖質制限がいいとか、ベジタリアンがいいとか、高タンパク低糖質がいいとか、専門家はそれぞれの見識でいろいろなことを言いますが、それぞれにいい部分があり、それをどう思うかは自分次第だということは忘れないでください。それらはある病態、というかある状態の人にはいいけれど、決して万人に共通する方法ではないのです。

思い込みも強く影響します。特にマスメディアの影響は強いものだと感じます。人間は落ち着いて自分の体と対話することが、なかなかできません。逆に外からの刷り込みには大なり小なりの影響を受けます。

例えばストレスがあると食べる量が増えるとか、ストレスがあるからタバコを吸うとか、実はこうしたストレス現象と呼ばれるものはまったくの勘違い、錯覚です。テレビや新聞や週刊誌がその手の情報を喧伝《けんでん》すると、その情報、つまり「食べる」とか「吸う」といった大量の視覚情報が刷り込まれ、気がつくとモリモリ食べている、プカプカタバコを吸う、そういう状態となります。これはポジション・トーク（一部の層に有利に働くよう大衆心理に訴求する手法）の一種であり、洗脳された状態です。医師を集めて健康バラエティーと称した番組を放送する一方、食べ放題や食べ歩きなどグルメに関連する番組を大量に流すあたりに、テレビ業界の首尾一貫性のなさが見てとれます。

農薬や添加物を敵視している人もいますが、それもやり過ぎるとストレスになります。マジメにやると地球上で食べられるものが本当に乏しくなります。人間というのは適応する生物です。もちろん一〇〇％無農薬の食材をいつでも自由に入手できるルートがあるならそれに越したことはありませんが、そうした食材の現実的な価格を考えると、それが自由に許される家庭は多くはないでしょう。だからバランスが大事なのです。

好きなものをおいしいと感じながら感謝の気持ちを忘れずに食べる、度を越さない程度に食べる、よく噛んで食べる、何よりもストレスを感じない、こうしなければいけないのだという変なこだわりを持たない。これが私の食事法に関する見解です。

自分にとっての「パワースポット」を見つける

自分にとって気持ちのいい場所を探しておくことも必要だと思います。いつでもそこに行けばリラックス、さらにリフレッシュできるような場所です。これも食事同様、他人の見解をそのまま鵜呑《うの》みにすることなく、自分がいいと感じるもの（感性）、自分の直観を大事にしてください。

前章で触れましたが、神社がなぜ気持ちがいいのかと言えば、大きな樹木が多く、真っすぐに育っていて、まるで森林にいるような心地良さを提供してくれるからです。

これでわかる通り、本当は大自然の中で毎日暮らすのが一番の理想ですが、すべての人ができるわけではありません。しかし都心部にも自然はあります。木が真っすぐに育っているようなところは、平均的に多くの人が気持ちいいと思えるのではないでしょうか。

パワースポットブームで神社とか自然が再評価されることには賛成ですが、「あそこはパワースポットと言われているから」という前提で出かけるのは感心しません。

それは何やら、まるで神様や森羅万象と「取引」しているかのようなイメージです。感謝するために出かけるのに、何だか奪うというイメージです。あと私はご利益《りやく》という言葉も好きではありません。

最近は何だかパワースポットという言葉にこだわる、そういう場所を巡る趣味というかまるでマニアみたいな人がいますが、あれも変だなと感じます。

では、パワースポットとメディアで特に言われていない場所には、行かなくていいのかという話になります。そんなことはありません。自分で行ってみて気持ちのいい場所、それが自分にとってのパワースポットです。

それに識者があそこはパワースポットだと言っても、万人が何かを感じるものでもないでしょう。要は感じられる人だけが感じるのではないかと思います。あそこでは感じたけれど、ここでは何も感じない、そういう個人差があって当然なのです。その場所にあるものと自分の「波動」が同調した結果、気持ち良さとして感じられるのです。波動はバイブレーションとも言われます。これは空間を伝播《でんぱ》する波であると科学では定義されます。一定の周期性を持つ波は、波長、振動数（＝1／周期）、波速、振幅、などといった項目で規定されます。

振動数は周波数とも言われますが、この振動数が高くなるにつれてエネルギーがどんどん大きくなり形が自由になります。それを物質の三態（固体、液体、気体）で説明すると、気体は体積も形も定まっていない状態であり、分子間の相互作用が低い状態です。さらに気体の振動数（周波数）が高まると分子そのものが極小化し、エネルギーという観点で見ると高度なレベルへと昇華されたことになります。

精神世界では「波動レベルが上がると体が透《す》ける」とか「肉体の振動数をアップすると空が飛べる」という話がありますが、振動数をどう上げるかという方法論はさておき、これは十分可能だと思います。役行者《えんのぎょうじゃ》（役小角《えんのおづぬ》、修験道の開祖と言われる人物、賀茂一族）は自分の身体波動を自在に操り、自由に飛行したと言われます。実際の真贋《しんがん》のほどはともかく理念の方向性としてはよく理解できます。

良い言葉が、良い場をつくる

小難しい話はいいとして、パワースポットであるかないかというようなこだわりは必要ないと思います。そこに行って、素直に「何だか清々しい、気持ちいい」と自分が感じるなら、それが一番だと思います。良いと感じる場所は人によって違っていいのです。

あと重要なのは言葉です。言葉は言霊《ことだま》と呼ばれますが、この言葉でわかる通り、そこにさまざまなエネルギーが宿ることを先人は身抜いていたのでしょう。言葉は空間から空間へと伝播する「音のエネルギー」ですが、言葉はその意味で影響を与える「意識エネルギー」でもあります。だから私たちは言葉を使う際に吟味《ぎんみ》して使いたいものです。

いわずもがなですがマイナスな言葉、ネガティブな言葉は使わないほうがいいです。

相手に対する侮蔑《ぶべつ》や中傷もダメだし、自分を貶《おとし》めるような言葉もダメです。意識するとその方向へと現実化するように動き始めますから、そういうことをしても誰も楽しくありません。

逆にプラスの言葉、ポジティブな言葉はどんどん使うべきでしょう。

良い言葉は良い音を伝播し、綺麗《きれい》な意識エネルギーとなり、素晴らしい場を創造します。すべての生命現象が言葉によって創造されると同時に、人間の歴史は言葉によって紡がれてきたと言っても過言ではありません。良い言葉を「口ぐせ」にすると現実が少しずつ変わり始めます。

ちなみに良い言葉は自分から積極的に使うことが肝要です。何でも相手からもらおうとする姿勢には感心できません。できるだけ自分から発してください。私が好きな言葉を一部ですが列挙したいと思います。

・ありがとう（ありがたい）
・おかげさまで

・楽しいね
・大丈夫だよ
・いいね（いいんだよ）
・何とかなる
・またね
・いただきます
・ごちそうさま
・さすがですね
・ごめんね（ごめんなさい）
・どちらでもよい

人は言葉で救われます。何気ないひと言で人生が変わるときもあります。

誰かを救ったあなたの言葉は、ひょっとしたら将来、あなたを救うことになるかもしれません。生きていると嫌なこともあるだろうし、嫌な人もいるでしょう。でもあなたが良い言葉を使い続けると、次第にあなた自身が変わりますから、ひいてはあなたの周囲も変わります。そのルールを決して忘れないでください。

前世を明確に覚えている人もいる

魂、波動、エネルギーなどと並んで、同じく見えない世界の代表選手に輪廻転生という仕組みがあります。生まれ変わりに関する仕組みというわけですが、そのシステムがどうなっているのか、死亡から再誕までのメカニズムに関してはさまざまな解釈があり、その情報を掲載するだけで数冊の本ができてしまうほどです。

要するに、何となくわかるようで、その本質が誰にもわからないのです。

多分、亡くなった方々はあちらの世界で「何だ、そういうことだったのか」と、皆さん一様に腑に落ちていることでしょう。あちらの世界とこちらの世界をつなぐインターネット（あるいはテレビ電話）でも発明されない限り、霊界と現実界の関係、その実相というか本当のメカニズムを私たちが明確に知ることはありません。

ただし、これまでに多くの人による体験談、それに基づく資料が出版物などの形を通じて多数残されており、現在も国内外で輪廻転生や臨死体験に関する情報が発表されていますので、そういう貴重な資料に注目して学び続けてはいかがと思います。

精神科医であるブライアン・L・ワイスによる著書『前世療法』（PHP研究所）が世界的なベストセラーになったことで、ヒプノセラピー（催眠療法、前世療法）が注目されましたが、自分の前世が何だったのかと気になる人は結構いると思います。

輪廻転生と同様、前世も検証できる場合以外は、真偽はわかりません。再現性も不可です。だから現在の科学という範疇には入れませんし、科学者や医学者はそれを場合により誇大妄想、あるいは精神障害にカテゴライズしようとします。

しかし前世を明確に覚えている人々がいることも事実です。

精神医学者であり小児科医のイアン・スティーヴンソンによる著書『前世を記憶する子どもたち』（日本教文社）は、二〇〇〇例を超える事例を元に胎児のときや前世記憶を保持している子どもたちを紹介して話題となりました。

その本の冒頭には胎児のときの記憶（胎内記憶）について語った四歳児の話が出ていますが、これは脳の発育という側面から考えると、とても信じられない現象です。スティーヴンソンによると、そういう子どもが世界中にたくさんいると言います。

彼らの記憶では生まれる前から親のことを見ており、その親を選んで生まれてきたのだそうです。自分の肉体も親も、この世に生まれる前に決めてきたというわけです。ちなみに妊娠中期（一六週～二七週）になると、いわゆる安定期に入りますが、その頃に魂（霊体）が胎児へと収まるとも言われます。

胎内記憶はなくとも「デジャヴ（既視感）」を感じたことがあるという人は、意外と多いかもしれません。どこかに旅行に行き、ある場所に行ったら何だか懐かしい感じがする、あるいは以前そこで暮らしていた記憶が突然フラッシュバックする、そういう話は山のように存在します。行ったこともない海外の小さな町の様子をいきなり克明に話し始めたので、調べてみたところその通りだったという昔の記録もあります。

つまりそういう感覚は誰もが持っている、あるいは感じているものだけれども、そこで閃《ひらめ》くか閃かないか、要はたったそれだけの差なのでしょう。

ちなみに先ほどのヨガの話ではありませんが、ヨガの聖人はいつでも前世記憶を取り出すことができたそうです。究《きわ》めると封印された情報が入手できるのかもしれません。

広がり始めた「見えない世界」の情報

日本で面白いのは、漫画家という職業の人が自らの霊的能力を使ってさまざまな表現をしている点です。その代表格が美内すずえさんでしょう。

美内さんと言えば『ガラスの仮面』（白泉社）が国民的ベストセラーとなった現在、押しも押されもせぬ人気作家であるわけですが、彼女が平成三年に出版した『宇宙神霊記』（学研）は大変衝撃的な内容です。

内容は読んでいただくとして、その冒頭、彼女は本を書くことになったきっかけを「宇宙神霊とのチャネリングに成功したこと」だとカミングアウトしています。

美内さんは「七人の救世主が降りるというメッセージを受け、多くの人たちがニュータイプとして覚醒するときがきたと実感している」と話します。意識が高いニュータイプが目覚めると地球の高次元への移動はたやすくなり、地球がそういう時代に突入しているのだと堂々と書きます。その後に出版された『アマテラス』(白泉社)も多くの読者の支持を集めていますが、これは漫画という日本文化に根づいたマーケットでの訴求方法が功を奏したまさに好例ではないでしょうか。

漫画家ではありませんが、富士通を経て現在は不思議研究所を主宰する森田健さんの著書『生まれ変わりの村』(河出書房新社)でも、七年間にわたり中国の内陸部にある村を取材、計八四人による転生に関する証言が赤裸々に登場します。

他にも世界中の人が自分なりの手法で超常体験を綴《つづ》っているわけですが、そこで大事だなと感じる点があります。それは「発表するタイミング」です。

美内さんの『宇宙神霊記』は大ヒット作『ガラスの仮面』が誕生してから一五年後(コミックス刊行年で見た年数)のカミングアウトでした。そこに至るまでに全国で爆発的な数のファンをつかんでいたからこそ、あの時代にはまだ希少だった霊性にあふれた思想が受け入れられたわけです。ちなみに『宇宙神霊記』と同じ年に発売されたのが、先に触れた『前世療法』であり、さらに岡本天明の研究家として著名な中矢伸一さんのデビュー作『日月神示《ひつきしんじ》』（徳間書店）でした。

私自身もデビュー作『人は死なない』（バジリコ）が出版されたのは、ずれにずれた挙句《あげく》、東日本大震災の五カ月後でした。

ある程度の支持層をつかんでそこに訴えるのか、あるいは時勢を睨《にら》んで訴えるのか。まさに「天・地・人」（天の時、地の利、人の和）が三拍子そろったときこそ、非常識と呼ばれる見えない世界の情報を広く訴求するタイミングなのかもしれません。そこで何を話すのか、どういう手段で表現するのか、いつ話すのかということです。

そしてどの表現物、創作物でも共通して訴求されること、それは輪廻転生や前世という存在を踏まえて、私たちが皆「（この世に）学びにきている」という事実です。それは今回限りじゃない、これまでも数多くあったし（回数にこだわる必要なし）、今回の人生以後もありますよということです。

これまでの人生、そして今回の人生も、それぞれにミッション（使命）があることを意識すれば、前回、または前々回、あるいはそのもっと前の人生で、自分が何者だったのかという議論にほとんど意味がないことがわかるでしょう。

そのあたりは神道における分け御霊（分霊）という言葉にも表出されています。私たちは皆、元は一つ。そこから分かれ出た仲間です。自分は特殊な存在、自分は選ばれた人、そういう意識がいかにバカバカしいかという事実にそろそろ気づかないといけません。今回の人生が終わっても、まだまだ先は長いのです。

ちなみに「自分」という文字は「自ずと分かる」という意味と「自ら分かれた」という二つの意味が読み取れます。この本当の自分（魂）とつながっていれば、何をすればいいかは「自ずと分かる」し、「自ら分かれた」というのが分け御霊です。私たちは出店のような存在であり、神様が私たちを通じて多くのことを勉強しているのかもしれません。だから何度も転生し、神様と一緒に多彩なエピソードを重ねているのだと感じます。

「生かされている」ことに気づくと人生が変わる

私たちは生きているのではなく「生かされている」のです。それは自分がどんな状況にあっても絶対に忘れてはなりません。

神様、摂理、大いなる存在……呼び方はさまざまあれども、私たちが今、この世で暮らしているのはそういう存在の恩恵、つまりおかげです。

神様と一緒にエピソードを重ねているのだと述べましたが、エピソードには良いことも悪いこともあります。エピソードは淡々と起きるだけですが、それを私たちが「良い、悪い」と勝手に判断しているだけです。

著書で幾度か触れていますが、私は小学三年生のときに自動車にはねられて入院、医師から小学校を卒業するまでに死ぬかもしれないと言われました。でもこうして生きています。さらに大学時代に山登りで二度の滑落を経験、それはどう考えても死ぬのが普通だった経験であるにもかかわらず生きています。

あるいは大病を患《わずら》い、もしくは事故に遭って手術や入院、さらにリハビリといった生活を経て日常に復帰した人は、それがよくわかると思います。生かされているというのは、恐らく理屈ではないのでしょう。

私自身の経験は奇異に思われるかもしれませんが、大なり小なり、これまでの人生で「助けてもらったのか」と感じる瞬間のある方は少なくないのではないでしょうか。その感覚こそ包まれているという一体感です。その一体感を間断なく抱く、それが至福です。

自分がなぜ、こういう立場で生まれてきたのか、今なぜこういう状況にあるのか、そういうことの一つひとつにまで意味があります。なぜ人間は生まれて死ぬのか、どうして生きているのか、素朴な疑問ですが、そこに意味を見出すことはとても大切です。

私の実家は決して裕福ではありませんでした。お金がなかったから夏は冷房がありませんし、もちろん冬も暖房はありませんでした。隙間風が入る家だから、冬は家の中で手水鉢《ちょうずばち》の水が凍りました。非常に寒いわけです。そのときに思ったこと、それはなぜ自分はこの親で、日本のこういう場所で生きているのか。すごく不思議だったときがあります。

ただそのとき、このあたりの表現が少し難しいのですが、何か意味があってそうされているのかなと漠然と考えたことを覚えています。当時は豊かな国の代名詞としてアメリカが君臨していたわけですが、例えば自分がアメリカの裕福な家庭に生まれて何不自由ない生活をしていない理由が何かあるのかな、と思ったわけです。日本という場所に意味があるのだろうと考えたわけです。

でもそういう疑問を素直に考える気持ちは、本当は誰にでもあると思います。それが生きていることへの疑問であり、その疑問が解けるとき、それが生かされていることが腑に落ちる瞬間です。

だからと言って、危ない目に遭って生に感謝するとか、貧しい暮らしで学ぶとか、特にする必要があるのかと聞かれれば「ありません」と私は答えます。そういう状況以外でも私たちは生かされていることに十分感謝できるからです。

一番簡単なのは自然の中に行ってみることです。遭難ギリギリの目に遭うのではなく、山や森にハイキングに行き、山の息吹《いぶき》を感じる。極めて安全に対処しているつもりでも、ちょっと間違うと道に迷ったりします。安全には気をつけながら、ここは日常とは違うのだという非日常における緊張感を思い出すこと、それが大事です。人がいない場所は都会と違い、余計なエネルギーが自分に干渉しません。その分、自然界のエネルギーを満喫できます。大自然こそ私たちの先生です。そういう体験を忘れないことです。

さまざまな自然の中での体験は「どんな状況でも相対的に見る」という思考が宿ります。

あの状況に比べたら、というポジティブな思考が染みつくのです。あのストレスを思えば、と相対的に考えることができれば、大抵の状況はクリアできます。生きるときの強い力になると思うのです。

スパルタ教育という言葉がネガティブに使用されて久しいですが、もちろん程度の問題はあれ、子どものうちに自然の厳しさや面白さを感じることができるようなプログラムはもっとやるべきでしょう。

ボーイスカウト日本連盟の初代総長となった後藤新平氏がスカウト運動の本質につ

いて問われた際、「人のお世話にならぬ様《よう》、人のお世話をする様、そして酬《むく》いを求めぬ様」と言いました（自治三訣《さんけつ》）。鋭気や覇気を養うことを大事にしていたのだと感じます。

すべてのご縁は「学び」につながる

見えない世界を知っていた日本人は、昔から「ご縁」を大事にしてきました。

私たちの人生はご縁に始まり、ご縁で終わります。「縁は円」とも言われますが、これはご縁のネットワークがたくさんつながると綺麗な円を描くように丸くつながることの比喩ではないでしょうか。あの人に出会って自分が変わった、その仕事でお世話になったことで勉強になった、誰にでもそういう経験があるのではないでしょうか。

極論すると、世の中で起きる事象のすべてがご縁です。個人的なものから地域、国家、世界的な事象まで含めて、そこで起きていること、生命活動のすべてがご縁のネットワークで生じています。

もちろん恋愛、結婚、あるいは離婚という事象もご縁です。

何かのきっかけで偶然出会い、恋愛し、結婚する。子どもが生まれるかもしれないし、結果として離婚する人もいます。離婚した場合でも離婚までの間に学びがありますし、以後も学びがあります。前回の人生とはまた違うご縁です。

考えてみてください。誕生、家族、友人、恋愛、就職、結婚、出産、子育て、転職、離婚、どれも大変な確率の末に起きています。偶然に思えた出会いも、実は必然だったのではないかと思えるときがあります。その直観はとても大事です。

私たちの人生が学びのためにあるとするなら、その時々で出会う人たちはその学びのために登場していると考えることができます。だからこそ「出会うべくして出会った」という表現が腑に落ちます。その経験が良かれ悪しかれ、私たちに何かを伝えるために起きたのだと考えると、その人には出会うべくして出会ったのであり、ご縁はつながるべくしてつながったのです。

よく「腐れ縁」という言葉を使う人がいますが、縁が腐るものではないにせよ、そこにはなぜかは知らないけれどずっと一緒という状況への安心感があります。両者は一緒にいるべくしているのです。そこには何らかの意味があります。

順縁と逆縁というのも、すべてはご縁の内です。

順縁は仏の道に従って歩くことであり、逆縁は仏の道に逆らって歩くことです。恋愛や結婚に照らすと、ラブラブで幸せな生活が順縁、ケンカや生傷が絶えない生活が逆縁といったところでしょうか。

どちらがいいかと言われると順縁に決まっていますが、残念ながら世の中のすべての人が順縁とはいきません。順縁を続けて最後まで添い遂げる人もいれば、逆縁で離婚する、あるいは離婚さえできずに悶々《もんもん》とした結婚生活を続ける人もいます。

でも、そのすべてが学びです。

前の生までに解消できなかった何らかの課題をクリアするために、今はそれが必要なのだということです。仕事で言えば嫌な上司に当たったとか、同僚とうまくいかないとか、一見すると、どうして自分がと貧乏くじを引いたような気持ちになるかもしれませんが、そうではないと思います。良し悪しではなく学ぶために起きているのです。恐らくその人物とはどこかの前世で何らかのご縁があったのでしょう。

嫌なことがリアルで起きているときに、こういう文章を読んでも入ってこないでしょう。それはその人のタイミングではないから仕方ありません。でもそれが落ち着いたら振り返ってください。自分にも何か落ち度がなかったのか、なぜその人物は自分にとって嫌な存在だったのか。後悔は不要ですが、反省は重要です。

すべての事象に意味があり、すべて必然だと思えると視点が変わります。極論すれば絶対悪というのも存在しないことが理解されます。

人類は長年にわたって宗教対立を繰り返し、何度も戦争まで起こしていますが、あれは何なのかと考えてみてください。つまりその時代の意識レベルでの学びなのです。個人レベルでもいろいろあるでしょう。あのときあの人とあんな対立をしたけれど、今考えるとアホらしい、幼稚だったなと。でもその当時はその意識レベルだったから仕方ありません。

これが学ぶということです。進化は学びを繰り返すことからしか生まれないのです。

「祈り」には私たちが思う以上の力がある

学びの中でも崇高と言われるものが「利他《りた》の心」であり、利他は私たちがこの世で生きていく上で最も重要なお役目の一つです。

でも利他だから、社会貢献だからと、何でもかんでも自己犠牲的に考える必要はありません。社会貢献だろうと何だろうと自己犠牲という前提で成り立っていいものはこの世にありません。その理由はここまで読んでくださった方ならすぐにわかるはずです。

私たちは元々一つであり、分魂した仲間です。一部の誰かだけが選ばれた存在であるということはありません。だから人を傷つけてはいけないし、同時に自分さえ犠牲になればという意識も要りません。確かにそういう時代もありましたが、それは先ほど述べたように、その当時の意識レベルにおける学びでした。自己犠牲が美しい、美徳であるという価値観から脱却する時代に入っており、これが人類意識の進化です。

それらを踏まえて解釈すると、相手のこと、相手の利益を考えて喜ぶことをしてあげる、それがひいては自分の喜びにもつながる（犠牲ではない）、これが利他の心であり、利他は自利とセットで考えることが大切です。

仏教には「自利利他」という言葉があります。自らの悟りのために修行で努力することと、他人の救済のために尽くすこと、という意味です。同時に行う、同時に満たすことが大切だというわけであり、そこではバランスが問われます。

私自身は利他だからと意識せず、感じたことを普通にするようにしています。思ったことをやればいいのです。公共スペースにゴミが落ちていれば拾って捨てる、何かを尋ねられたらわかる範囲で教える、特に利他などと思わずに行動する人が増えると、世の中が変わると思います。

皆が皆、菩薩行《ぼさつぎょう》ができるわけではありません。無理なく自分ができる範囲で、できることをする。これが利他だと感じています。

注意しないといけないのが、それが相手の望んでいることかどうか、という点です。自分が良かれと思ったことでも、実は相手が望んでいない場合もあります。相手が望まないこと、喜ばないこと、それは利他ではありません。ただの自己満足であり、ただの自利主義（我欲）です。

あの東日本大震災の際、全国から多くのボランティア、医師や技術者たちが現地にかけつけました。東大病院の職員も現地に入りました。大勢の人が被害を受けた地域に入る様子は、日々、テレビ、新聞、インターネットで報道されました。現地に行って数カ月も泊まり込み、ひたすらゴミやがれきを片づける人、多額の寄付をする人、素晴らしい人々がたくさんいました。

でもそういう行動がとれなかった人も大勢います。時間とか体力などさまざまな理由で現地に行けない、お金がなくて寄付できない、人によってその背景は違いますが、そこで自分を責めてしまった人もいるでしょう。東日本大震災に限りません。大きな災害が起きたときに何もできない無力感を感じる人はたくさんいます。

私はそこに人の優しさを感じます。無関心な人もたくさんいる中、どうして自分は無力なのかと悩むのは、本当に進化レベルの高い人だからです。だから自分を責めないでください。

誰にでも祈ることはできます。自分ができることをやる。利他は他人と比べることではありません。心がどこに向かっているのか、それが重要なのです。

自分と向き合うことは、魂と向き合うこと

祈りは誰にでもできるエネルギー伝播です。

手を合わせるという行為、つまり合掌はお墓や仏壇の前でやるというイメージが強く刷り込まれているようですが、合掌はエネルギーを伝える崇高な行為です。日の出に合掌、日の入りに合掌、お天道様に感謝する当然の行為です。ご飯を食べるときにいただきますと合掌するのも、私たちが生きるために殺生《せっしょう》した命に感謝を捧げる、合掌で食卓に並ぶ命に感謝のエネルギーを伝えるための行為です。

神社で手を合わせてお参りをする、お祀《まつ》りされている神々に生かされていることに対する感謝を述べる、これも大事な行為です。あるいは人に会う際に「こんにちは」

と言いながら合掌する、あるいは別れ際に「さようなら」と告げながら合掌する人がいますが、これも「今日はあなたに会えて本当に良かった」という感謝の気持ちをエネルギー伝播しようとしている行為です。

特殊なヒーリングなどによる治療を除き、祈りで相手にエネルギーを伝えることは誰にでも可能な行為です。中でもヒーラーや霊媒といった特殊な能力を持つ方々が口をそろえて言うのが「亡くなった方への祈り」。他界した人の冥福を祈りつつ、自分がこちらで元気に暮らしている旨を伝えると、あちらの世界で暮らす人は喜ぶそうです。

もちろん思いや祈りのエネルギー照射は生きている者同士でも行いたいものです。今日も無事だったことへの祈り、うまくいくことや成功への祈り、好きな人への祈り、大切な家族への祈り、生きていることへの感謝、いつでもどこでも祈りましょう。

アメリカでは「ヒーリング・サークル」の存在が社会的に大きな意味を持ち始めています。一〇人、二〇人くらいの集団で自分の悩みや病気を告げ、皆で祈りを捧げます。互いに癒しのエネルギーを照射し合うというわけです。感謝こそ私たちの原動力であり、私たち自身と世の中に絶えず流れる気の流れをスムーズにするエネルギー交換です。

祈ることで私たちは一人ではないと悟ります。祈ることで互助の精神が腑に落ちます。祈ることで自利利他を理解します。祈りは私たちに巣食う「分離感」をひも解き、誰もが大きな存在に抱かれている事実を告げてくれます。

自分に向き合うことは魂に向き合うことであり、他者に目を向けることは一体感を理解すること。いつもと変わらない暮らしこそ、人生で最もありがたいことだと知る。これは私たちが生きる上での基本です。

でもそれは言われたからといって、すぐに学べるものではありません。自分がそういう状況になって初めて、自分ごととして学ぶものです。だから時間が必要です。一人ひとり、気づくまで、学ぶまでの時間が違うのです。

祈りも同じです。強制はできませんし義務ではありません。自由意思です。でもそれが自然とできるようになれば、こんなに素晴らしいことはないと私は感じています。

謝辞

この本を出版するにあたり、せちひろし事務所の瀬知洋司さん、友人の赤尾由美さん、稲葉俊郎くんに大変お世話になりました。ここに深謝いたします。

著者紹介

矢作直樹（やはぎ なおき）
東京大学大学院医学系研究科救急医学分野教授及び医学部附属病院救急部・集中治療部部長。
1981年金沢大学医学部卒業。その後、麻酔科を皮切りに救急・集中治療、外科、内科、手術部などを経験。1999年より東京大学大学院新領域創成科学研究科環境学専攻教授・工学部精密機械工学科教授、2001年より現職。
おもな著書に『人は死なない』（バジリコ）、『天皇』（扶桑社）、『ご縁とお役目』（ワニブックス）などがある。

「いのち」が喜《よろこ》ぶ生《い》き方《かた》

2014年6月1日　第1刷
2014年10月31日　第12刷

著　　者　矢《や》作《はぎ》直《なお》樹《き》

発 行 者　小澤源太郎

責任編集　株式会社 プライム涌光
電話　編集部　03(3203)2850

発 行 所　株式会社 青春出版社
東京都新宿区若松町12番1号 〒162-0056
振替番号　00190-7-98602
電話　営業部　03(3207)1916

印　刷　中央精版印刷　　製　本　大口製本

万一、落丁、乱丁がありました節は、お取りかえします。
ISBN978-4-413-03916-1 C0095